全国医药中等职业教育护理类专业“十二五”规划教材

# 传染病护理

主　编　李大权　刘忠立

中国医药科技出版社

## 内容提要

本书是全国医药中等职业教育护理类专业“十二五”规划教材之一，依照教育部教育发展规划纲要等相关文件要求，紧密结合护士执业资格考试特点，根据《传染病护理》教学大纲的基本要求和课程特点编写而成。全书共分为十九章，重点介绍了17种传染病的表现、病原学基本特点、护理评估、护理措施及其健康指导。

本书适合医药卫生中等职业教育相同层次不同办学形式教学使用，也可作为医药行业培训和自学用书。

**图书在版编目（CIP）数据**

传染病护理/李大权，刘忠立主编．—北京：中国医药科技出版社，2013.8
全国医药中等职业教育护理类专业“十二五”规划教材
ISBN 978-7-5067-6192-5

Ⅰ.①传… Ⅱ.①李… ②刘… Ⅲ.①传染病-护理-中等专业学校-教材
Ⅳ.①R473.5

中国版本图书馆CIP数据核字（2013）第110148号

**美术编辑** 陈君杞
**版式设计** 郭小平

出版 中国医药科技出版社
地址 北京市海淀区文慧园北路甲22号
邮编 100082
电话 发行：010-62227427 邮购：010-62236938
网址 www.cmstp.com
规格 787×1092mm 1/16
印张 9 3/4
字数 174千字
版次 2013年8月第1版
印次 2015年7月第2次印刷
印刷 廊坊市广阳区九洲印刷厂
经销 全国各地新华书店
书号 ISBN 978-7-5067-6192-5
**定价 21.00元**

# 全国医药中等职业教育护理类专业“十二五”规划教材建设委员会

# 编委会 《传染病护理》


主　　编　李大权　刘忠立

副 主 编　胡绍珑　柴玉艳

学术秘书　李　平　张花荣

编　　者（以姓氏笔画为序）

刘忠立（山东省青岛卫生学校）

杨大宇（重庆市医科学校）

李　平（贵州省毕节市卫生学校）

李　娜（甘肃省天水市卫生学校）

李大权（贵州省毕节市卫生学校）

邹　寒（贵州省毕节市人民医院）

张花荣（山东省青岛卫生学校）

胡绍珑（贵州省威宁县人民医院）

柴玉艳（山东省青岛第二卫生学校）

# 编写说明

随着《国家中长期教育改革发展纲要(2010～2020年)》的颁布和实施,职业教育更加强调内涵建设，职业教育院校办学进入了以人才培养为中心的结构优化和特色办学的时代。为了落实国家职业教育人才培养的“德育优先、能力为重、全面发展”的教育战略需要，主动加强教育优化和能力建设，实现医药中职教育人才培养的主动性和创造性，由专业教育向“素质教育”和“能力培养”方向转变，培养护理专业领域继承和创新的应用型、复合型、技能型人才已成为必然。为了适应新时期护理专业人才培养的要求，过去使用的大部分中职护理教材已不能适应素质教育、特色教育和创新技能型人才培养的需要，距离以“面向临床、素质为主、应用为先、全面发展”的人才培养目标越来越远，所以动态更新专业、课程和教材，改革创新办学模式已势在必行。

而当前中职教育的特点集中表现在：①学生文化基础薄弱，入学年龄偏小，需要教师给予多方面的指导；②学生对于职业方向感的认知比较浅显。鉴于以上特点，全国医药中等职业教育护理类专业“十二五”规划教材建设委员会组织建设本套以实际应用为特色的、切合新一轮教学改革专业调整方案和新版护士执业资格考试大纲要求的“十二五”规划教材。本套教材定位为：①贴近学生，形式活泼，语言清晰，浅显易懂；②贴近教学，使用方便，与授课模式接近；③贴近护考，贴近临床，按照实际需要编写，强调操作技能。

本套教材，编写过程中还聘请了负责护士执业资格考试的国家卫生和计划生育委员会人才交流服务中心专家做指导，涵盖了护理类专业教学的所有重点核心课程和若干选修课程，可供护理及其相关专业教学使用。由于编写时间有限，疏漏之处欢迎广大读者特别是各院校师生提出宝贵意见。

**全国医药中等职业教育护理类专业**
**“十二五”规划教材建设委员会**
**2013年6月**

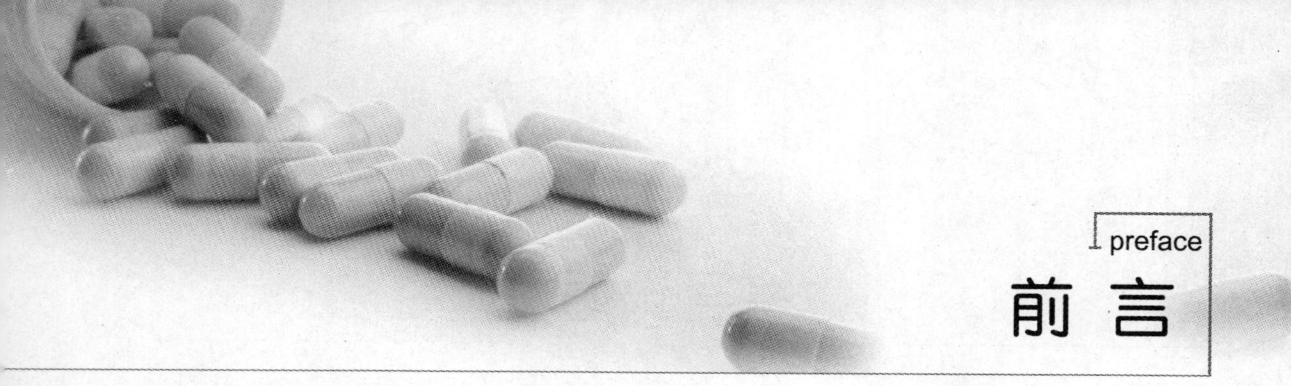

preface

# 前言

为了体现教材建设要与专业和课程体系的改革与发展相适应，与经济社会发展需求相适应的原则，根据卫生职业教育的发展趋势，本教材结合新的护士执业资格考试大纲和要求，突出“以用为本”和以临床实践为导向的特点，供中等卫生职业教育护理、助产专业的师生使用。

本书编写的基本思路：一是以通过护士执业资格考试、实用性为基础，以社会需求为导向，以技能培养为目标，理论知识适度、技术应用能力较强、知识面较宽、综合素质较高为特点。二是以问题驱动为导向，以案例教学为特色，以教学计划和教学大纲为纲领，以培养实用技能型人才为目标，突出实践教学环节为特点，实训内容贴近护理岗位的临床护理情境。三是与学生的心理特点相一致。根据中等职业教育学生年龄小、基础知识相对薄弱的特点，在表达上力求深入浅出、变难为易、化繁为简，图文并茂，增强可读性。四是遵循教材编写的“三基”（基本理论、基本知识、基本技能）、“五性”（思想性、科学性、先进性、启发性、适用性）、“三特定”（特定的对象、特定的要求和特定的限制）原则，强调全书结构体例规范，编写风格一致，内容科学严谨。

全书在绪论中统一设置了学习要点导航，明确各章“掌握”、“熟悉”及“了解”的内容。第二章概述按感染的概念及感染过程的表现、感染过程中病原体的作用及致病机制、人体的反应性、传染病的基本特征及临床特点、流行过程及影响因素、传染病的预防、诊断及治疗原则、传染病的护理八个要点来写，后面各章疾病护理按“案例提出问题”、“疾病概要”、“护理评估”、“护理问题”、“护理措施”、“健康指导”的结构进行编写。穿插“知识链接”、“考点提示”、“直通护考”，根据教学需要灵活选用，寓能力培养于课堂教学之中。因传染病具有地方性、季节性等特色，选修内容较多，在保证护士执业资格考试大纲内容不减的前提下，各地、各校可根据地理、气候、人文等环境进行选修。每章末附有“综合练习”，书后附有参考答案、实训指导。

参与本书的编写人员主要是全国部分中职卫生学校资深教师及两位来自传染病临床一线有多年临床经验的高年资医务工作者。全体编者均以科学严谨、高度负责的态度参与教材的编写工作，经过多次讨论、研究，反复修改，付出了大量心血，参考和采纳了国内外有关教材及专著的一些观点，得到了各有关学校的大力支持，在此一并表示诚挚的感谢。但由于时间短促，编者水平有限，教材中难免有不尽完善之处，敬请各校师生在使用过程中提出宝贵意见和建议，以求再版时完善和改进。

编者

2013 年 3 月

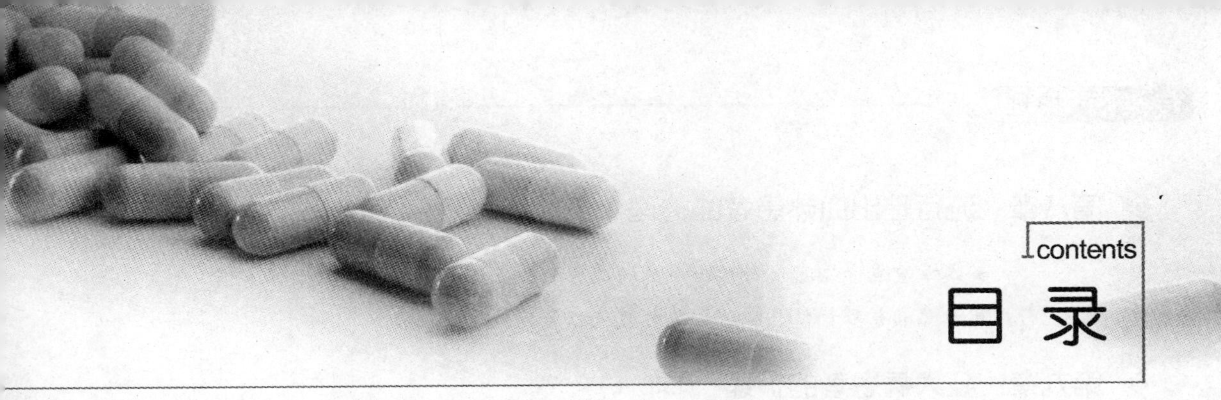

contents

# 目录

# 第一章 绪论

要点导航

了解传染病护理的内容及结构，了解传染病护理的学习目的与方法，了解传染病护理的发展趋势。

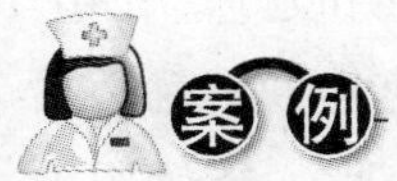


案例1：男，12岁，因“寒战、高热、头痛”诊断为流行性感冒被传染病医院隔离治疗。

案例2：女，41岁，因“食欲缺乏、恶心、呕吐、厌油、乏力”诊断为甲型肝炎被传染病医院隔离治疗。

案例3：男，32岁，吸毒人员，因“全身感染伴恶性肿痛”诊断为艾滋病被传染病医院隔离治疗。

问题：1. 上述病案患者均需隔离治疗和护理，为什么？

2. 作为护士，护理上述病案患者需要哪些自身防护措施？

3. 作为护士，怎样对患者、家属、公众进行健康指导？

传染病护理是研究传染性疾病的发生、发展规律，运用护理理论、知识、技能对患者实施优质护理，以达到减轻痛苦、促进和维持健康、杜绝或局限传染与流行的一门临床护理学科。传染病护理是护士执业考试内容的重要组成部分。

## 一、传染病护理的内容及结构

传染病护理全书共分十九章，分别为绪论、概论、流行性感冒患者的护理、肝炎患者的护理、流行性乙型脑炎患者的护理、获得性免疫缺陷综合征患者的护理、细菌性痢疾患者的护理、流行性出血热患者的护理、狂犬病患者的护理、伤寒患者的护理、霍乱患者的护理、流行性脑脊髓膜炎患者的护理、钩端螺旋体病患者的护理、疟疾患者的护理、阿米巴病患者的护理、血吸虫病患者的护理、人禽流感患者的护理、传染性非典型肺炎患者的护理、医院感染患者的护理，书末附传染病区护理管理和隔离消毒、实训指导、参考文献、传染病护理教学大纲。本教材除了绪论、概论外，疾病护理统一用“病案提出问题”、“疾病概要”、“护理评估”、“护理问题”、“护理措施”、“健康指导”的结构进行编写。在编写内容和方法上体现护理专业特色，统一各章节的编写风格和体例。在编写形式上，增加了“知识链接”、“考点提示”或“直通护考”和“综合练习”。

## 二、传染病护理学习目的、方法

### （一）传染病护理学习目的

我国实行护士执业资格考试与注册制度，中职学生毕业时应具备通科临床护理的基本能力。要打好这个基础，就必须学好临床专业课，传染病护理便是临床专业课的重要课程。通过学习，掌握传染病护理基本理论知识和技能，通过国家考试，获得护士执业证书，经注册成为合格的护士。由于护士的角色作用在不断扩展和延伸，加上传染性疾病护理的特殊性，护理专业的学生将来要很好地完成上述角色任务，就必须掌握传染病护理的基本理论、基本知识和基本技能，具有良好的学习态度，能运用护理知识和技能对传染病常见病、多发病患者进行优质护理，为服务对象提供减轻痛苦、促进康复、预防疾病、保持健康的服务。

### （二）传染病护理学习方法

**1. 注重基本理论、基本知识和基本技能学习**　按照学习要点导航要求，掌握比较扎实的理论知识，熟练掌握护士执业考试所需知识体系。教材中“知识链接”、“考点提示”或“直通护考”和“综合练习”等内容能帮助学生理解、记忆学习内容，提高执业考试合格率。正确理解整体护理、优质护理的理念和要求，形成一种基本的护理思维习惯和工作方法，将来在临床工作岗位上能自觉地关注患者在生理、心理、社会等各方面对健康问题的反应和对护理的需求，积极、主动去工作，满足和维护患者的各种合理需要，促进其早日康复。

**2. 理论学习与实践技能训练相结合**　职业教育的本质特征是以满足岗位需求为出发点和归宿的教育，中等卫生职业教育的培养目标是培养技能型、服务型的高素质劳动者。传染病护理是理论性及实践性非常强的学科，在重视基本理论知识掌握的同时，强调实践技能的操作和训练。传染病实践技能技术操作的熟练程度直接影响着护理和抢救患者的效果。本教材在内容选择、编写体例和对实践指导的处理上，都充分体现了与临床护理“零距离对接”的思想，突出实用性和实践性，为今后的临床工作和发展打下坚实的基础。

## 三、传染病护理的发展趋势

**（一）传染病护理从医院走向社区和家庭，范围更广阔**

随着社会进步、经济发展及医疗改革的深入，疾病谱已发生了明显变化，传染性疾病的传播、流行与人们的生活方式、生活环境及社会环境密切相关，加上人口老年化进程的加速，人们对卫生服务的需求数量、需求质量日益增长，防病重于治病的理念不断深入人心，传染性疾病治疗和护理的重点可以由医院扩展到社区和家庭，传染病的卫生保健、健康指导、宣传和预防将成为重点。护理对象由患者扩展到健康人群，传染病护理工作的范围也超越了疾病的护理，扩展到更为广阔的领域。

**（二）随着传染病学的发展，传染病护理的内容不断丰富**

随着传染性疾病病因、发病机制研究的进展，部分传染性疾病的护理、防护措施也需不断改进，新的传染性疾病如人感染高致病性禽流感、传染性非典型肺炎的发生，与生活方式和环境因素影响密切相关，护理方法和措施也有不同的要求和提高。少数传染性疾病如人感染高致病性禽流感随时可能死灰复燃，会引起人群一定程度的恐慌，掌握其发病机制主要是病禽传染给人，而患者几乎不能传染给人就可大大降低人群恐慌程度。因此，传染性疾病的预防和对人群进行健康教育显得极其重要。随着循证护理学的发展，护理人员在护理实践中运用最新最佳的科学证据对患者实施护理，以更科学、更成熟的护理技术为传染性疾病患者提供优质护理服务。

**（三）心理护理更重要，护士整体素质要求高**

部分传染性疾病病程长，易反复或恶化，治疗效果不显著，特别是需要隔离治疗和护理，患者易产生急躁、焦虑、抑郁、沮丧、悲观、孤独、恐惧、绝望等各种消极心理反应。个别患者（如艾滋病）会出现退缩、敌对、沉默、不合作等表现，有些患者会产生被抛弃的感觉，不同程度地影响治疗和护理的效果，延缓患者的康复。因此，心理护理至关重要。要做好患者的心理护理工作，要求传染病区护士不但要有较高职业道德素质、扎实的专业理论和技能，还要掌握一定的人文科学及社会科学知识，如人际沟通及其技巧、心理学知识、法律知识等。总之，扎实的专业理论知识、规范的操作能力、敏锐的观察能力、分析解决问题能力、独立学习和创新能力、评判性思维能力、灵活的应变能力、心理素质及身体素质等对传染病区护士都非常重要，应能针对患者不同的心理反应，做好心理疏导和精神调适，使患者保持良好的精神状态，以利于治疗和康复。

## 四、传染病护理学习要点导航

**（一）概论**

1. 掌握感染过程的表现，传染病的基本特征及临床特点，传染病流行过程及影响因素，传染病的预防，传染病的护理。

2. 熟悉感染过程中病原体的作用，传染病的诊断及治疗原则。

3. 了解感染过程中免疫反应的作用。

**（二）传染病患者的护理**

1. 掌握传染病患者护理评估、护理措施及健康教育。

2. 熟悉传染病患者的护理问题

3. 了解传染病病原学特点及发病机制。

（李大权）

# 概论

第二章

要点导航

1. 掌握感染过程的表现，传染病的基本特征及临床特点，传染病流行过程及影响因素，传染病的预防，传染病的护理。

2. 熟悉感染过程中病原体的作用，传染病的诊断及治疗原则。

3. 了解感染过程中免疫反应的作用。

案例1：女，21岁，大三学生，平素体质较差，不喜运动，与室友同吃同住，但偏食。同寝室中独自己患“伤寒”，百思不得其解。你知道吗？

案例2：男，55岁，企业职工，单位组织体检时被查出“乙型肝炎病毒携带者”。多年前因“呼吸道感染”经常到个体诊所用玻璃注射器“打针”，自己不知何时、何地、何种原因感染上乙型肝炎病毒？

案例3：男，28岁，2003年“非典”流行期间因“发热、头痛、咳嗽”被接诊护士立即上报卫生行政主管部门，并被强行隔离进行医学观察和治疗，后诊断为“普通感冒”康复出院，当时非常困惑。他为什么被强行隔离进行医学观察和治疗？

案例4：女，19岁，学生，其母因“甲型病毒性肝炎”被隔离住院治疗。想照顾母亲又怕被传染，你能帮她想想办法吗？

传染病是由病原微生物和寄生虫感染人体后引起的具有传染性的疾病。常见的病原微生物和寄生虫有病毒、衣原体、立克次体、支原体、细菌、真菌、螺旋体、原虫、蠕虫等。传染病的流行过程必须具备传染源、传播途径和易感人群三要素。一些传染病如鼠疫、天花等已被消灭或得到控制；但一些传染病如病毒性肝炎、细菌性痢疾、感染性腹泻等的发病率仍居高不下，部分曾经被控制的传染病如肺结核、血吸虫病等却出现流行扩散趋势，一些新发传染病如艾滋病、传染性非典型肺炎、人感染高致病性禽流感等对人类危害世人共知。因此，传染病的研究与防治工作仍然任重道远。传染病护理是传染病防治工作中的重要组成部分，不仅关系到传染病患者的早日康复，对控制和终止传染病在人群中的流行也十分重要。

## 一、感染的概念及感染过程的表现

感染是病原体侵入机体后与人体相互作用、相互斗争的过程，又称为传染。此过程主要取决于病原体的致病力和机体的免疫功能，也与外界环境因素影响如受凉、劳累、药物等有关。当人体防御能力低下或病原体致病力较强时，病原体可在人体内生长、繁殖，使人患病；反之，病原体被消灭或者被清除。病原体与人体双方斗争结果产生了感染过程的五种表现：

**1. 病原体被清除** 病原体进入人体后，人体通过非特异性免疫或特异性免疫将病原体消灭或清除，不产生病理变化，亦不引起任何临床症状。

**2. 隐性感染** 又称亚临床感染或不显性感染。病原体侵入人体后，仅诱导机体产生特异性免疫应答，病理变化轻微，临床上不出现任何症状、体征，只能通过免疫学检查才能发现。

**3. 显性感染** 又称临床感染。病原体侵入人体后，不但诱导机体产生免疫应答，而且通过病原体本身的致病力或机体的变态反应，导致组织损伤，产生病理改变，出现临床特有的症状和体征。

**4. 病原携带状态** 是指病原体侵入人体以后，在人体内生长繁殖并不断排出体外而不出现任何疾病表现的状态。是重要的传染源。按病原体不同，可分为带病毒者、带菌者与带虫者。按其携带病原的持续时间，可分为急性病原携带者（<3 个月）和慢性病原携带者（>3 个月）。按发生的时期不同，可分为潜伏期病原携带者（发生于显性感染临床症状出现之前）、恢复期病原携带者（发生于显性感染临床症状出现之后）和无症状携带者（发生于隐性感染之后）。

**5. 潜伏性感染** 病原体感染人体以后寄生于机体某个部位，机体的免疫功能使病原体局限而不引起机体发病，但又不能将病原体完全清除，病原体长期潜伏于机体内。当机体免疫功能下降时，则可引起机体发病。此期间病原体一般不排出体外，不会成为传染源。

上述五种感染表现形式以隐性感染最常见，病原携带状态次之，显性感染比例最小，可在一定条件下相互转化。

## 二、感染过程中病原体的作用

感染过程中，病原体的致病力和机体的免疫功能起着重要作用。致病力包括以下四个方面：

**1. 侵袭力** 是指病原体侵入机体并在机体内生长、繁殖的能力。有些病原体可以直接侵入人体，有些病原体依靠自身荚膜和酶破坏组织或抑制机体吞噬作用而促进病原体的扩散。

**2. 毒力** 包括内毒素、外毒素及毒力因子。

**3. 数量** 在同一种传染病中，侵入机体中的病原体数量一般与致病能力成正比。但不同的传染病中，能引起传染病发生的最低病原体数量差别较大，如伤寒需要10万个菌体，而痢疾仅需10个菌体。

**4. 变异** 病原体可因环境、药物或遗传等诸多因素而发生变异，病原体变异可能出现毒力增强或减弱。病原体的抗原变异可逃避机体的特异性免疫作用而引起疾病的持续感染或反复流行。

此外，传染病的发病与病原体的入侵门户和特异性机体内定位密切相关。病原体在机体内定居、繁殖而发生病变需要适合的入侵门户。病原体成功入侵后，在入侵部位或远离部位或某一靶器官繁殖或病变可有不同结果。各种病原体的机体内定位不同，每种传染病都有自身的规律。

## 三、感染过程中免疫反应的作用

病原体侵入人体后，机体产生免疫应答反应，包括非特异性免疫和特异性免疫。

### （一）非特异性免疫

是机体对体内异物的一种清除作用。通过遗传而获得，无抗原特异性，又称为先天性免疫。

**1. 天然屏障** 有外部屏障如皮肤、黏膜及其分泌物；内部屏障如血-脑脊液屏障、胎盘屏障等。

**2. 吞噬作用** 单核-吞噬细胞系统包括血液中游走大单核细胞，肝、脾、淋巴结及骨髓中固定的吞噬细胞和各种粒细胞，具有非特异性吞噬功能，可清除机体内的病原体。

**3. 体液因子** 包括补体、溶菌酶和各种细胞因子，如白细胞介素、肿瘤坏死因子、γ-干扰素、粒细胞-巨噬细胞集落刺激因子等，可直接或通过免疫调节作用清除病原体。

### （二）特异性免疫

通过对病原体抗原识别后产生的针对该抗原的特异性免疫反应，是后天获得的一种主动免疫，包括由B淋巴细胞介导的体液免疫和由T淋巴细胞介导的细胞免疫。

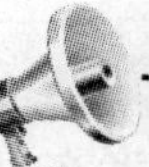

**知识链接**

免疫球蛋白（Ig）：分为5类，即Ig G、Ig A、Ig M、Ig D、Ig E，各具不同功能。在感染过程中Ig M首先出现，但持续时间不长，是近期感染的标志。Ig G随后出现，并持续较长时间。Ig A主要是呼吸道和消化道黏膜上的局部抗体。Ig E则主要作用于入侵的原虫和蠕虫。

## 四、传染病的流行过程及影响因素

### （一）流行过程的基本条件

考点提示

传染源的种类。

传染病的流行过程是指传染病在人群中发生、发展和转归的过程。传染源、传播途径和易感人群是传染病流行过程的三个基本条件。

**1. 传染源** 指病原体已在体内生长、繁殖并将其排出体外的人或动物。

（1）患者：是重要的传染源。患者通过咳嗽、呕吐、腹泻等方式排出病原体。多数传染病在潜伏期末即有传染性，症状明显期传染性最大。

（2）隐性感染者和病原携带者：隐性感染者由于无任何症状和体征而不易被发现，病原携带者不出现任何症状但能排出病原体，因此二者均是重要的传染源。

（3）受感染的动物：动物源性传染病可由动物体内排出病原体，导致人类发病，如鼠疫、狂犬病等。

**2. 传播途径** 指病原体离开传染源后，到达另一个易感者所经过的途径。

（1）空气、飞沫、尘埃（呼吸道传播）：易感者吸入患者从口、鼻排出的含有病原体的空气、飞沫，或吸入地面上含有病原体的干燥痰液形成的尘埃而感染。

（2）水、食物（消化道传播）：易感者因进食被病原体污染的水源、食物、患病动物的肉、蛋等受到感染。某些传染病如钩端螺旋体病还可通过接触疫水引起感染。

（3）手、用具、玩具（接触传播）：易感者因接触被传染源的分泌物或排泄物污染的日常生活用具如餐具、洗漱用具、玩具等被感染，又称日常生活接触传播。通过接触可传播呼吸道传染病如白喉，也可传播消化道传染病如细菌性痢疾等。

（4）媒介昆虫（虫媒传播）：①机械性传播。是通过昆虫媒介机械携带病原体，污染水源和食物而传播疾病。②生物性传播。是通过吸血节肢动物在患病动物与人之间叮咬、吸吮血液而传播疾病。

（5）血液、血制品、体液传播：易感者通过输入被病原体污染的血液、血制品或性交等接触患者的体液而感染。

（6）母婴传播：病原体通过母亲胎盘、分娩、哺乳等方式感染胎儿或婴儿。

（7）土壤传播：易感者通过接触被病原体的芽孢、幼虫、虫卵等污染的土壤而感染。

**3. 人群易感性** 对某一传染病缺乏特异性免疫力的人称为易感者。易感者在某一特定人群中的比例决定该人群的易感性。人群易感性的高低影响该传染病的发生和传播。易感人群越多，人群易感性越高，传染病越容易发生流行。进行有计划的预防接种，普遍推行人工主动免疫，可降低人群易感性。

**(二)影响流行过程的因素**

**1. 自然因素**　主要包括地理、气候和生态环境等，对流行过程的三个环节都有重要影响。寄生虫病和虫媒传染病受自然因素影响尤其明显。传染病的地区性和季节性与自然环境关系密切。自然因素可直接影响病原体在外界环境中的生存能力，也可通过降低机体的非特异性免疫力而促进流行过程的发展。

**2. 社会因素**　包括社会制度、经济状况、生活条件、文化水平、风俗习惯、宗教信仰等，对传染病的流行过程有重要的影响，其中社会制度起主导作用。

## 五、传染病的基本特征及临床特点

**(一)传染病的基本特征**

传染病主要区别于其他疾病的四个基本特征为：

**1. 病原体**　每种传染病都由特异性病原体引起，病原体可以是微生物或寄生虫，以病毒和细菌最常见。临床检出病原体对明确诊断有重要意义。

**2. 传染性**　指病原体由宿主体内排出，经一定途径传染给另一个宿主的特性。任何传染病都具有一定的传染性，但强弱不等；同一疾病的不同病期，其传染性也不同。传染病患者具有传染性的时期称为传染期，其长短是确定患者隔离期限的重要依据。传染性是传染病与其他感染性疾病最重要的区别。

**3. 流行病学特征**

(1)流行性：在一定条件下，传染病能在人群中广泛传播蔓延的特性称为流行性。按其强度可分为：①散发。指某传染病在某地区的发病率处于常年的一般水平。②流行。指某传染病在某地区的发病率显著高于常年的一般发病率（一般3~10倍）。③大流行。指某传染病在一定时间内迅速蔓延，波及范围广泛，超出国界或洲界。④暴发。指传染病病例发病时间的分布高度集中于一个短时间之内（通常为该病的潜伏期内），这些病例多由同一传染源或共同的传播途径所引起。

(2)季节性：某些传染病在每年一定季节出现发病率升高的现象称为季节性。如冬春季节呼吸道传染病发病率高；而夏秋季节消化道传染病发病率高；虫媒传染病则与媒介节肢动物活跃季节相一致。

(3)地方性：某些传染病由于受地理气候等自然因素或人们生活习惯等社会因素的影响，仅局限在一定地区内发生，称为地方性传染病。某些自然环境有利于某些传染病在野生动物之间传播，野生动物为主要传染源，人进入这个地区就有可能受感染发病，称为自然疫源性传染病。存在这种疾病的地区称为自然疫源地。自然疫源性传染病属于地方性传染病。

**4. 感染后免疫**　人体感染病原体后，无论是显性或隐性感染，均能产生针对该病原体及其产物的特异性免疫。病原体不同，感染后免疫持续时间长短和强

> **考点提示**
> 传染病的基本特征。

弱亦不同。一般而言，病毒性传染病的感染后免疫时间最长，甚至可保持终身；但有例外，如流感。细菌、螺旋体、原虫性传染病的感染后免疫时间较短，仅为数月或数年；但也有例外，如伤寒。蠕虫感染后一般不产生保护性免疫，因而常可重复感染。感染后免疫属于主动免疫。

**（二）传染病的临床特点**

**1. 病程发展的阶段性** 传染病的病程从发生、发展至恢复具有一定的阶段性，一般分为4期，以急性传染病最明显。

（1）潜伏期：指从病原体侵入人体起到开始出现临床症状为止的时期。潜伏期相当于病原体在体内定位、繁殖和转移、引起组织损伤和功能改变导致临床症状出现之前的整个过程。传染病的潜伏期长短不一，对传染病的诊断、确定检疫期限和流行病学调查有重要意义。

（2）前驱期：指从起病至出现明显症状开始为止的一段时期。患者多表现为头痛、发热、乏力、食欲减退、肌肉酸痛等，无特异性，为许多传染病所共有，持续约1~3天，起病急骤者可无此期。多数传染病在此期已有较强的传染性。

（3）症状明显期：指前驱期后，病情逐渐加重而达到高峰，出现某种传染病特有的临床表现的时期。本期传染性较强且易产生并发症。

（4）恢复期：指机体的免疫力增加，病理生理过程基本终止，患者的临床表现逐渐消失的时期。部分患者体内的病原体已被清除，不再成为传染源；部分患者仍可排出病原体，引起疾病复发或成为病原携带者。恢复期结束后，机体功能仍长期未能恢复正常者称为后遗症，多见于中枢神经系统传染病。

有些传染病患者进入恢复期，体温恢复正常一段时间后，由于潜伏于体内的病原体再度繁殖至一定程度，使初发病的症状再度出现，称为复发。当病情进入恢复期时，体温尚未恢复至正常，又再发热，称为再燃。

**2. 常见症状与体征**

（1）发热：是许多传染病所共有的最常见、最突出的症状。热型是传染病的重要特征之一，在诊断和鉴别诊断上有重要意义。如稽留热见于伤寒、斑疹伤寒等传染病的极期；弛张热常见于败血症；间歇热见于疟疾及败血症；波状热见于布氏菌病等。

（2）发疹：许多传染病在发热的同时常伴有发疹，称为发疹性感染。发疹分为皮疹（外疹）和黏膜疹（内疹）两大类。了解疹的形态、出疹时间、分布部位、出疹顺序、疹的消退等对传染病的诊断和鉴别诊断有重要参考价值。如斑丘疹见于麻疹、风疹、伤寒、猩红热等，疱疹多见于水痘、单纯疱疹、带状疱疹等，玫瑰疹见于伤寒、沙门菌感染，出血疹多见于流行性出血热、登革热、流行性脑脊髓膜炎等，荨麻疹见于病毒性肝炎、丝虫病等；水痘、风疹多发生于病程第1天，猩红热于第2天，天花于第3天，麻疹于第4天，斑疹伤寒于第5天，伤寒于第6天等；水痘的皮疹以躯干多见，伤寒的玫瑰疹主要分布在腹、胸及背部，流行性出血热的出血点多见于腋下；麻疹的皮疹先出现于耳后、发际、面部，然后向躯干、四肢蔓延，最后达手、足等；麻疹呈糠麸样脱屑，猩红热呈片状脱皮，水痘痂皮脱落后不留瘢痕。

(3) 毒血症：由病原体及其代谢产物引起的发热以外的多种症状称为毒血症状，如疲乏、畏食、头痛、关节痛、意识障碍、呼吸循环衰竭以及肝、脾、淋巴结大等。是多种传染病常见的共同表现。

**3. 临床类型** 根据传染病临床过程的长短可分为急性、亚急性和慢性；根据病情轻重可分为轻型、中型、重型和暴发型；根据临床特征可分为典型和非典型传染病。临床分型对治疗、隔离及护理等具有重要指导意义。

## 六、传染病的预防

传染病的预防工作主要针对传染病流行过程的三个基本环节，采取综合性预防措施。根据各种传染病的特点，针对传播的主导环节，采取相应的措施，防止传染病继续传播。

### (一) 管理传染源

**1. 对患者的管理** 早发现、早诊断、早报告、早隔离、早治疗是预防传染病传播的重要措施。根据《中华人民共和国传染病防治法》将传染病分为甲、乙、丙三类共39种。

甲类传染病：鼠疫、霍乱。

乙类传染病：传染性非典型肺炎、甲型H1N1流感、艾滋病、病毒性肝炎、脊髓灰质炎、人感染高致病性禽流感、麻疹、流行性出血热、狂犬病、流行性乙型脑炎、登革热、炭疽、细菌性和阿米巴性痢疾、肺结核、伤寒和副伤寒、流行性脑脊髓膜炎、百日咳、白喉、新生儿破伤风、猩红热、布鲁氏菌病、淋病、梅毒、钩端螺旋体病、血吸虫病、疟疾。

**考点提示**

甲类传染病有鼠疫、霍乱两种。

丙类传染病：流行性感冒、流行性腮腺炎、风疹、急性出血性结膜炎、麻风病、流行性和地方性斑疹伤寒、黑热病、包虫病、丝虫病以及除霍乱、细菌性和阿米巴性痢疾、伤寒和副伤寒以外的感染性腹泻病、手足口病。

其中，对乙类传染病中传染性非典型肺炎、脊髓灰质炎、炭疽中的肺炭疽和人感染高致病性禽流感，采取甲类传染病的预防、控制措施。突发原因不明的传染病采取甲类传染病的预防、控制措施。

**直通护考**

下列哪种传染病必须采取强制性管理措施（ ）

A．艾滋病

B．梅毒

C．狂犬病

D．人感染高致病性禽流感

E．淋病

解析：5种均属于乙类传染病，但人感染高致病性禽流感必须采取甲类传染病的预防、控制措施。选D。

为强制和严格管理传染病，甲类传染病城镇要求发现2h内（通过网络直报或其他最快方式如电话或传真）上报，农村不超过6h；乙类传染病要求于6h内上报当地卫生防疫机构，农村不超过12h；丙类传染病要求于发现后24h内上报当地卫生防疫机构。

**2. 对接触者的管理** 对接触者采取的防疫措施叫检疫。检疫期限是从最后接触之日算起，至该病的最长潜伏期。在检疫期内可根据情况采取医学观察、留验或卫生处理、紧急免疫接种或预防服药。

考点提示

甲类传染病上报时间。

医学观察是指对接触者的日常活动不加限制，但要每天进行相关或必要检查，了解有无早期发病的征象。适用于乙类传染病的接触者。

留验又称隔离观察，是将接触者收留在指定场所，限制活动范围，不能与他人接触，并进行医学观察，确诊后立即隔离治疗。对集体单位的留验又称集体检疫。适用于甲类传染病接触者。

**3. 对病原携带者的管理** 应做到早期发现。凡是患过传染病及传染病的接触者、流行区高危人群和某些行业人员（托幼机构、饮食、供水等），均应定期做病原学检查，以便早期发现病原携带者。对病原携带者须做好登记，指导、督促病原携带者养成良好的卫生、生活习惯，并定期随访观察，必要时应调换工作，进行隔离治疗，尽可能减少其传播机会。

**4. 对动物传染源的管理** 应根据动物的病种和经济价值，予以隔离、治疗或杀灭。对捕杀的动物尸体进行焚化或深埋。在流行地区对家禽、家畜进行预防接种，可降低发病率。患病动物的分泌物、排泄物要彻底消毒。

### （二）切断传播途径

切断传播途径是以消灭被污染环境中的病原体及其传播媒介为目的的措施。应根据各种传染病的不同传播途径分别采取隔离、消毒、杀虫、加强管理等方法和措施。如呼吸道传染病，应着重进行空气消毒，教育人群不要随意吐痰，咳嗽或打喷嚏用手帕捂住口鼻，外出戴口罩，流行期间少到公共场所。对消化道传染病，应着重加强饮食卫生、个人卫生及粪便管理，保护水源，消灭苍蝇、蟑螂、老鼠等。对虫媒传染病，应根据不同媒介昆虫的生态习性特点，进行消灭滋生地、杀虫等措施。

### （三）保护易感人群

保护易感人群可以提高人体对传染病的抵抗力和免疫力，从而降低传染病的发病率。保护易感人群应采取以下措施：

**1. 增强非特异性免疫力** 包括加强体育锻炼、生活规律、调节饮食、改善营养、养成良好卫生习惯、改善居住条件、协调人际关系、保持愉快心情等。

**2. 增强特异性免疫力** 关键措施是预防接种，特别是儿童计划免疫接种对传染病预防起着非常重要的作用。

(1) 人工自动免疫：将减毒或灭活的病原体、纯化的抗原和类毒素制成菌（疫）苗接种到人体内，使人体在接种后1～4周内产生抗体，称为人工自动免疫。免疫力可保持数月至数年。用病毒制成的免疫制剂称为疫苗。用细菌制成的称为菌苗。

计划免疫是根据规定的免疫程序，对易感人群有计划地进行有关生物制品的预防接种，以提高人群的免疫水平。儿童计划免疫要求对所有的适龄儿童全部接种百白破联合菌苗、卡介苗、脊髓灰质炎疫苗、麻疹疫苗、乙肝疫苗等五种免疫制品，使儿童获得恒定的免疫，实现基本消灭脊髓灰质炎、百日咳、白喉，把结核病、麻疹、破伤风、乙型肝炎的发病率控制在最低水平的目标。

(2) 人工被动免疫：将制备好的含抗体的血清或抗毒素注人易感者体内，使机体迅速获得免疫力的方法，称为人工被动免疫。免疫持续时间仅2～3周。常用于治疗或对接触者的紧急预防。常用制剂有抗毒血清、人血丙种球蛋白、胎盘球蛋白和特异性高价免疫球蛋白等。

对某些尚无特异性免疫方法或免疫效果不理想的传染病，在流行期间可通过口服预防药物降低发病率和控制其流行，如口服乙胺嘧啶预防疟疾等。

## 七、传染病的诊断和治疗原则

### （一）传染病的诊断

传染病的诊断主要靠下列三个方面的资料：

**1. 流行病学资料** 流行病学资料在传染性疾病的诊断中占重要地位。包括年龄、性别、籍贯、职业、生活方式与习惯、旅居地区、居住环境、发病季节、诱因或传染病接触史、家庭或集体发病情况、既往传染病史、预防接种史等。

**2. 临床资料** 传染病种类多，临床表现比较复杂，全面而准确的临床资料来源于详尽的询问病史、全面而仔细的体格检查，特别是有诊断价值的症状和体征。

**3. 辅助检查资料** 辅助检查对传染病的诊断有特殊意义，包括一般实验室检查（如血液、尿液、粪便检查和生化检查）、病原学检查、免疫学检查（如血清学抗体检测、皮肤试验）等。

### （二）传染病的治疗原则

传染病治疗的目的，不但在于促进患者的康复，还在于控制传染源，防止传染病进一步传播，因此要坚持综合治疗的原则，即治疗、护理与隔离、消毒并重，一般治疗、对症治疗与病原治疗并重的原则。

## 八、传染病的护理

**1. 严格执行消毒隔离制度** 护理人员要熟悉各种传染病的流行过程，掌握各种隔离技术和消毒方法，熟悉各种管理制度并严格执行，以防止和控制传染病的扩散和院内感染。

**2. 准确及时报告疫情** 护士是传染病的责任报告人之一，应严格按照传染病报告制度，准确及时报告疫情。

**3. 护理措施** 按照整体护理程序、优质护理要求对患者进行一般护理、病情观察、对症护理、心理护理、用药护理等，方法得当，措施有力，促进患者身心康复。

**4. 开展健康指导** 护理人员应宣传传染病基本知识，让患者及家属甚至广大人群知道传染病的流行过程，做好传染病预防工作。指导患者及家属遵守隔离和探视制度，正确进行家庭护理、自我保健和疫苗接种，对防治传染病有重要意义。

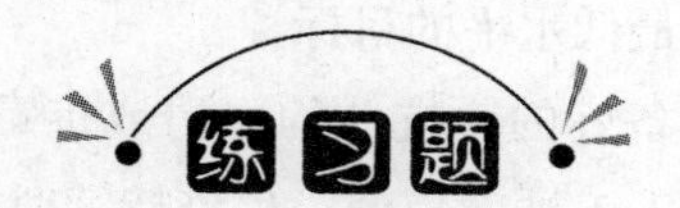


1. 关于感染的概念错误的是（ ）
   A. 感染病原体以后是否发病在很大程度上取决于人体的抗病能力
   B. 感染过程是人体与病原体相互作用、相互斗争的过程
   C. 感染也可以称为传染，所以感染性疾病就是传染病
   D. 感染病原体以后不一定都发病
   E. 构成传染过程必须具备传染源、易感人群、传播途径三个环节
2. 下列哪项不可作为传染源（ ）
   A. 隐性感染患者　B. 显性感染患者　C. 病原携带者
   D. 潜伏性感染患者　E. 受感染的动物
3. 下列属于强制管理的传染病是（ ）
   A. 艾滋病　B. 鼠疫　C. 淋病
   D. 狂犬病　E. 伤寒
4. 女，19岁，学生，其母因“甲型病毒性肝炎”被隔离住院治疗。想照顾母亲又怕被传染，适宜的处理办法是（ ）
   A. 不能照顾
   B. 穿好隔离衣后再照顾
   C. 隔离病房外守候
   D. 接种甲型肝炎疫苗后再照顾
   E. 肌内注射丙种球蛋白或特异性高价免疫球蛋白后再照顾。

（李大权）

# 第三章 流行性感冒患者的护理

## 要点导航

1. 掌握流行性感冒的护理评估、护理措施及健康教育。
2. 熟悉流行性感冒的护理问题。
3. 了解流行性感冒的病原学特点及发病机制。

案例：女，65岁，元旦节参加老年广场舞蹈比赛时感到头痛、全身不适，比赛尚未结束就返回家中，随即寒战、高热，头痛加重，全身酸痛，呼吸急促，乏力明显。此时正值该市发生甲型流感流行。

问题：1. 该患者可能发生了什么？

2. 当前最主要的护理问题是什么？

3. 接诊时你如何护理？

4. 你如何对人群进行预防指导？

**【疾病概要】**

流行性感冒简称流感，是由流感病毒引起的一种急性呼吸道传染病。临床主要表现为急起高热、明显的头痛、全身肌肉酸痛、乏力等中毒症状，而呼吸道症状相对较轻。主要通过空气飞沫传播，潜伏期短，具有高度传染性，传播速度快，可在人群中引起流行。

流感病毒属于正黏病毒科，是一种RNA病毒，分为包膜、基质蛋白、核心三部分。根据病毒核蛋白的抗原性不同分为甲、乙、丙三型，三型之间无交叉免疫。按病毒外膜的H和N抗原结构不同，同型病毒又分若干亚型：H可分为15个亚型（H 1~15），N有9个亚型（N 1~9）。抗原变异是流感病毒独特和显著的特征，甲型流感病毒极易变异，可引起反复流行或大流行。流感病毒对热、酸、乙醇、甲醛、紫外线等均敏感。

流感病毒侵入呼吸道后，在呼吸道表面纤毛柱状上皮细胞内复制，再继续感染其他细胞，发生变性、坏死、溶解或脱落，产生炎症反应。病毒一般不进入血液引起毒血症，少数情况下，病毒侵袭全呼吸道，可致流感病毒性肺炎，婴幼儿、年老体弱、慢性病患者及免疫功能低下者较易发生。

**【护理评估】**

**（一）流行病学资料**

**1. 传染源** 主要是急性期患者和隐性感染者。病后1～7天均有传染性，发病3天内传染性最强，传染期约为1周。

**2. 传播途径** 主要通过空气飞沫传播，病毒随咳嗽、打喷嚏、说话等经飞沫传播。也可通过污染的手、日常生活用品间接接触传播。

**3. 易感人群** 人群普遍易感，病后获得对同型病毒的一定免疫力，但短暂，各型及亚型流感病毒之间无交叉免疫力。由于流感病毒极易发生变异，变异后人群无免疫力，易引起流行。

**4. 流行特征** 突然发生、迅速传播、发病率高、流行过程极短是其特点。好发于冬、春季。儿童、老年人、慢性病患者及免疫功能低下者并发肺炎时病死率较高。

**5. 评估要点** 该区域有无流感正在流行，患者有无到过人群集中的地方或参加过集会，平素身体状况，有无慢性病，是否长期应用免疫抑制药物，既往传染病史和预防接种史等。

根据临床表现不同可分为单纯型流感、肺炎型流感和其他类型流感，以单纯型流感最常见。

**（二）身体状况**

潜伏期通常为1～2天，可短至数小时，长达3～4天。

**1. 症状**

（1）单纯型流感：本型最常见，以全身中毒症状为主，而呼吸道症状相对较轻。起病急，短时间内出现寒战、高热、头痛、全身酸痛、乏力等。可伴或不伴鼻塞、流涕、喷嚏、咽痛、干咳等呼吸道症状，部分患者可出现食欲缺乏、恶心、呕吐等消化道症状。病程多为4～7天，但咳嗽、乏力可持续数周，轻者1～2天即可痊愈。

（2）肺炎型流感：多发于小儿、老年人或体弱多病、免疫力低下者，病死者常见于小儿。病初类似单纯型流感，发病24h后病情迅速加重，出现高热不退、剧烈咳嗽、呼吸困难、咯血、发绀等症状，可伴有心、肝、肾衰竭。抗生素治疗无效，多于5～10天内发生呼吸循环衰竭，预后较差。病程可长达3～4周。

（3）其他类型流感：流感流行期间，患者除了有单纯型流感的表现外并有如下症

状。①伴有意识障碍，脑膜刺激征阳性等神经系统症状和体征，称为脑膜脑炎型；②伴恶心、呕吐等消化道症状，为胃肠型；③病变累及心肌、心包，分别为心肌炎型和心包炎型。

**2. 体征** 患者呈急性病容，面颊潮红，眼结膜、口咽部充血红肿，重者可有发绀。肺部呼吸音减弱，可闻及干、湿性啰音，但无肺实变体征。

**3. 并发症** 主要为继发性细菌性上呼吸道感染，如急性鼻旁窦炎、急性化脓性扁桃体炎、细菌性气管炎、细菌性支气管炎和细菌性肺炎。也可继发中毒性休克、中毒性心肌炎、瑞氏综合征等肺外并发症。

**4. 评估要点** 症状评估应询问有无寒战、高热、头痛、全身酸痛、乏力等全身毒血症状，有无鼻塞、流涕、喷嚏等呼吸道症状。护理体检应注意有无眼结膜、口咽部充血红肿，肺部有无干、湿性啰音及肺实变体征。

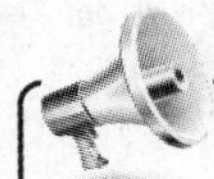

**知识链接**

瑞氏综合征：是由脏器脂肪浸润所引起的以脑水肿和肝功能障碍为特征的一组综合征。一般只发生于儿童，查体常发现肝大，无黄疸，脑脊液检查正常，其发病原因被认为与服用阿司匹林有关。

**（三）心理－社会状况**

患者常因发热、全身酸痛等出现情绪低落。病情加重，出现并发症时，可有精神紧张、焦虑、甚至恐惧等心理反应。

**（四）辅助检查**

**1. 血液检查** 白细胞总数大多减少，中性粒细胞显著减少，淋巴细胞相对增加。合并细菌性感染时，白细胞总数和中性粒细胞增多。

**2. 病原学检查** 起病3天内用咽部含漱液、棉拭子或痰液进行病毒分离，是确定诊断的重要依据。

**3. 血清学检查** 应用补体结合试验、血凝抑制试验等测定急性期和恢复期（两周后）血清中的抗体，如有4倍以上增长，则为阳性。此检查需时较长，多作为回顾性诊断和流行病学调查。

**4. X线胸片** 可出现双肺散在分布的絮状阴影。

**（五）治疗要点**

强调卧床休息，多饮水，加强营养等支持治疗，高热和中毒症状重者应给氧和补充液体；给予解热、镇痛、止咳、祛痰等对症处理。目前尚无确切有效的抗病毒药物，金刚烷胺、奥司他韦等药物在发病初给药可能会减轻症状，缩短病程。有继发细菌感染者，应合理使用有效抗菌药物。应用免疫调节剂如干扰素等，可增强机体免疫力。

**【护理问题】**

**1. 体温过高** 与病毒感染或继发细菌感染引起体温调节中枢失调有关。

**2. 气体交换受损** 与肺部感染引起的呼吸面积减少有关。

**3. 急性疼痛** 头痛、全身酸痛与病毒感染有关。

**【护理措施】**

**（一）一般护理**

**1. 休息与隔离** 急性期应卧床休息，取舒适体位，协助患者做好生活护理。患者宜安置在单人房间，严格执行呼吸道隔离，隔离时间为1周或至主要症状消失。

**2. 饮食护理** 发热期应多饮水，给予易消化、营养丰富、富含维生素的流质或半流质饮食。

**（二）病情观察**

观察患者的生命体征，注意症状、体征的变化，密切观察和监测有无继发性细菌感染等并发症。

**（三）对症护理**

**1. 高热** 嘱患者卧床休息，监测体温，可用冰袋冷敷、温水或乙醇擦浴等物理方法降温，必要时遵医嘱应用药物降温。

**2. 并发肺炎** 协助患者取半卧位，予以吸氧，必要时吸痰。

**（四）用药护理**

注意观察药物疗效及不良反应，金刚烷胺对甲型流感有效，应及早用药，发病24h内用药较佳，不良反应主要有头晕、失眠、共济失调等神经精神症状，老年人慎用，孕妇及癫痫患者禁用。奥司他韦对甲、乙型流感均有效，亦应及早服用，但1岁以下儿童不推荐使用。儿童忌服含阿司匹林成分的药物，以避免产生瑞氏综合征。

**（五）心理护理**

向患者及家属讲解流行性感冒的一般知识，增强治疗信心，积极配合治疗与护理。

**【健康指导】**

**（一）疾病知识指导**

向患者及家属解释流行性感冒的发病与流行特征，宣传流感的护理知识和自我保健知识，实施隔离和消毒的必要性。遵医嘱正确用药，不能随意增减、更换或停止使用药物。

**（二）疾病预防指导**

养成良好的卫生习惯，勤洗手，不随地吐痰，避免在人前咳嗽、打喷嚏；流感流行期间，应尽可能减少公众集会和集体娱乐活动，出门戴口罩。保持房间和公共场所清洁，室内每天用食醋熏蒸进行空气消毒或开窗通风换气。每年秋季对老年人、儿童、慢性病患者、应用免疫抑制剂的人和易出现并发症的人等易感人群接种流感疫苗是预防流感的基本措施。金刚烷胺对甲型流感、奥司他韦对甲乙型流感有一定的预防作用。

**直通护考**

流行性感冒的预防措施中下列哪项不对（ ）

A. 对流行性感冒患者进行隔离和治疗

B. 流行性感冒流行前接种流感疫苗

C. 流行前给易感人群使用金刚烷胺、奥司他韦等药物进行预防

D. 减少公众集会活动，出门戴口罩

E. 平时注意锻炼身体，增强机体抵抗力

解析：①平时注意锻炼身体，增强机体抵抗力只能预防普通感冒，不能预防流感；②ABCD答案均正确。选E。

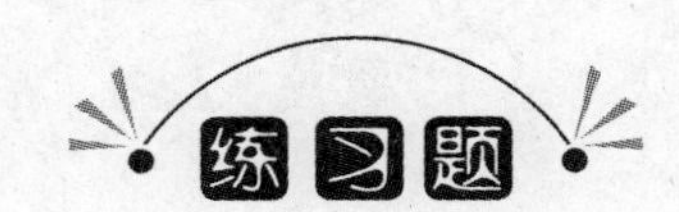


1. 流行性感冒的高发季节为（ ）

   A. 夏秋季　　B. 冬春季　　C. 春夏季

   D. 秋冬季　　E. 一年四季

2. 流行性感冒的典型临床表现不包括（ ）

   A. 畏寒或寒战伴高热　　B. 头痛、全身酸痛、乏力

   C. 急性病容　　D. 腹痛、腹泻

   E. 全身症状重，呼吸道症状轻

3. 流行性感冒主要治疗措施不包括（ ）

   A. 呼吸道隔离　　B. 解热镇痛及支持治疗

   C. 有效抗生素治疗　　D. 金刚烷胺等抗病毒治疗

   E. 卧床休息

4. 男，42岁，因流行性感冒住院隔离治疗。护士对其进行健康教育的措施中哪项错误（ ）

   A. 遵医嘱用药　　B. 咳嗽、打喷嚏不要对着人

   C. 日常生活用品不会传播　　D. 外出戴口罩

   E. 勤洗手，不随地吐痰

（李大权）

# 第四章 肝炎患者的护理

要点导航

1. 掌握病毒性肝炎的护理评估、护理措施及健康教育。
2. 熟悉病毒性肝炎的护理问题。
3. 了解各型肝炎病毒的病原学特点及发病机制。

案例：女，31 岁，因“乏力、食欲缺乏、厌油、恶心、呕吐、腹胀”到医院就诊，身体评估发现双眼巩膜轻度黄染，肝脏轻度增大伴压痛。查血结果为“ALT 升高，HBsAg（+），HBeAg（+）”。

问题：1. 该患者可能发生了什么？

2. “ALT 升高，HBsAg（+），HBeAg（+）”分别代表什么意思？

3. 接诊时你如何护理？

4. 你如何对该患者及她的家人进行健康指导？

**【疾病概要】**

肝炎是由病毒、寄生虫或药物以及自身免疫等因素所导致肝细胞的各种炎症。其特征是肝细胞的变性、溶解、坏死和再生。肝炎分为病毒性肝炎、酒精性肝炎、药物性肝炎、中毒性肝炎、自身免疫性肝炎、非酒精性脂肪性肝炎等。由于病毒性肝炎在人群中的发病率最高，且具有传染性，故下面仅讨论病毒性肝炎。

病毒性肝炎是由多种肝炎病毒引起的，以肝脏损害为主的一组全身性传染病。目前按病原学明确分类的有甲型、乙型、丙型、丁型、戊型五型肝炎病毒。各型病毒性肝炎临床表现相似，以疲乏、食欲减退、厌油、肝功能异常为主，部分病例出现黄疸。甲型和戊型主要表现为急性感染，经粪－口途径传播；乙型、丙型、丁型多呈慢性感染，主要经血液、体液途径传播。

甲型肝炎病毒（HAV）属于微小 RNA 病毒科的嗜肝 RNA 病毒属，感染后在肝细胞内复制，随胆汁经肠道排出，对外界抵抗力较强，耐酸碱，耐低温，对热、紫外线、氯、甲醛等敏感，煮沸5min、紫外线照射1h可灭活。

乙型肝炎病毒（HBV）属于嗜肝DNA病毒科，在肝细胞内合成后释放入血。完整的HBV病毒（又名Dane颗粒）分包膜和核心两部分，包膜含乙肝表面抗原（HBsAg），核心部分含有环状双股DNA、DNA聚合酶（DNAP）、核心抗原（HBcAg），是病毒复制的主体。HBV抵抗力很强，对热、低温、干燥、紫外线及一般浓度的消毒剂均能耐受，但100℃煮沸10 min、高压蒸汽消毒、2%戊二醛、0.5%过氧乙酸等可使之灭活。HBV抗原抗体系统有：①HBsAg与抗HBs；②PreS1（前S1蛋白）与抗PreS1；③PreS2（前S2蛋白）与抗PreS2；④HBcAg与抗HBc；⑤HBeAg与抗HBe。HBV的分子生物学标记为HBV DNA和HBV DNAP。HBV不但存在于血液中，还可存在于唾液、汗液、精液、阴道分泌物、乳汁等各种体液中。

丙型肝炎病毒（HCV）属于黄病毒科丙型肝炎病毒属，为单股正链RNA病毒，易发生变异，不易被机体清除，但对有机溶剂敏感，10%氯仿、煮沸5 min、紫外线、甲醛（1∶1000）6h、高压蒸汽消毒等可使之灭活。

丁型肝炎病毒（HDV）为一种缺陷的RNA病毒，位于细胞核内，以HBsAg作为病毒外壳，在血液中由HBsAg包被，与HBV共存时才能复制、表达。

戊型肝炎病毒（HEV）为单股正链RNA病毒，感染后在肝细胞内复制，经胆道随粪便排出，发病早期可在感染者的粪便和血液中存在，HEV碱性环境下较稳定，对高热、氯仿、氯化铯敏感。

其他尚有庚型肝炎病毒（HGV/GBV－C）和输血传播病毒（TTV）等，多不引起肝损害。

各型病毒性肝炎的发病机制尚未完全明了。目前认为HAV可能通过免疫介导（主要是细胞免疫）引起肝细胞损伤；HBV并不直接引起肝细胞损伤，肝细胞损伤主要由病毒诱发的免疫反应引起，免疫反应既可清除病毒，也可导致肝细胞损伤，甚至诱导病毒变异。乙型肝炎慢性化可能与免疫耐受、年龄、遗传有关，初次感染HBV的年龄越小，慢性携带率越高；HCV引起肝细胞损伤的机制与HCV直接致病作用及免疫损伤有关，而HCV易慢性化的特点可能与病毒的易变性、对肝外细胞的泛嗜性、在血液中滴度低有关；复制状态下的HDV与肝损害关系密切，免疫应答可能是导致肝损害的主要原因；HEV的发病机制与甲型肝炎相似。

**【护理评估】**

**（一）流行病学资料**

**1. 传染源** ①甲型肝炎和戊型肝炎的传染源主要是急性期患者和隐性感染者。自发病前2周至病后2～4周内的粪便均含有病原体，而以发病前5天至发病后1周传染性最强。②乙型、丙型、丁型肝炎的传染源主要是急、慢性患者和病毒携带者。病毒存在于患者的血液及各种体液中，急性患者自发病前2～3个月即开始具有传染性，并持续于整个急性期。慢性患者和病毒携带者作为传染源的意义最大。

**2. 传播途径**

(1) 甲型肝炎和戊型肝炎主要经粪－口途径传播：粪便中排出的病毒通过污染的手、水、玩具、苍蝇和食物等经口感染。水源和食物污染可致暴发流行。

考点提示

病毒性肝炎的传播途径。

(2) 乙型、丙型、丁型肝炎的传播途径主要有：①血液、体液传播。如输血及血制品、注射、手术、针刺、共用剃刀和牙刷、血液透析、器官移植等，现已证实唾液、汗液、精液、阴道分泌物、乳汁等体液中可含有 HBV。②母婴垂直传播，是乙型肝炎的一种重要传播方式。

**3. 人群易感性** 人类对各型肝炎普遍易感，各型之间无交叉免疫。

(1) 甲型肝炎：流行与居住条件、卫生习惯及教育程度有密切关系，以隐性感染为主，感染后机体可产生较稳固的终身免疫力。

(2) 乙型肝炎：婴幼儿是获得 HBV 感染的最危险时期，高危人群包括 HBsAg 阳性母亲的新生儿、HBsAg 阳性者的家属、反复输血及血制品者、血液透析患者、多个性伴侣者、静脉药瘾者、接触血液的医务工作者等，感染后或疫苗接种出现抗 HBs 者有免疫力。

(3) 丙型肝炎：人类对 HCV 普遍易感，感染后对不同病毒株无保护性免疫。

(4) 丁型肝炎：人类对 HDV 普遍易感。

(5) 戊型肝炎：普遍易感，以孕妇易感性较高，感染后免疫力不持久。

考点提示

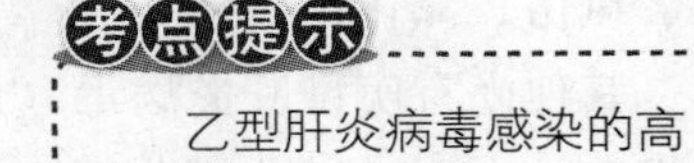


**4. 流行特征** 病毒性肝炎的分布遍及全世界，但在不同地区各型肝炎的感染率有较大差别。我国属于甲型及乙型肝炎的高发地区，但各地区人群感染率差别较大。甲型肝炎全年均可发病，而以秋冬季为发病高峰，戊型肝炎多发生在雨季，其他各型无明显季节性。

**5. 评估要点** 患者家人有无患肝炎病史，与肝炎患者有无密切接触史；近期有无进食过污染的水和食物；有无应用过血液或血制品、有创性检查治疗；有无静脉药物依赖、意外针刺、不安全性接触，是否接种过疫苗等。

**（二）身体状况**

潜伏期：甲型肝炎的潜伏期在 5～45 天，一般是 30 天左右；乙型肝炎的潜伏期在 30～180 天，平均 90 天；丙型肝炎的潜伏期是 15～150 天，平均 40 天；丁型肝炎的潜伏期在 28～140 天，平均 30 天；戊型肝炎的潜伏期是 15～60 天，平均 40 天。

**1. 症状** 甲型和戊型肝炎主要表现为急性肝炎。乙型、丙型和丁型肝炎除表现为急性肝炎外，慢性肝炎更常见。

(1) 急性肝炎：分为急性黄疸型肝炎和急性无黄疸型肝炎。①急性黄疸型肝炎。临床经过阶段性较明显，可分三期。黄疸前期：甲、戊型肝炎起病较急，乙、丙、丁型起病较缓慢，主要症状有全身乏力、食欲减退、恶心、呕吐、厌油、腹胀、肝区疼痛、尿色加深等。持续 5～7 天。黄疸期：黄疸前期的症状逐渐好转，但尿液呈

浓茶色，巩膜、皮肤黄染，1～3周内黄疸达到高峰，部分患者有粪便颜色变浅、皮肤瘙痒、心动过缓等梗阻性黄疸的表现。持续2～6周。恢复期：症状逐渐消失，黄疸消退，肝、脾回缩，肝功能逐渐恢复正常。持续1～2月。总病程2～4个月。②急性无黄疸型肝炎：除无黄疸外，其他临床表现与黄疸型相似。发病率高于黄疸型，起病较缓慢，症状相对较轻，恢复较快，病程多在3个月内，易被忽视而成为重要传染源。

> **直通护考**
>
> 急性黄疸型肝炎黄疸前期最突出的表现是：
>
> A. 呼吸道症状
> B. 消化道症状
> C. 泌尿道症状
> D. 神经系统症状
> E. 血液系统症状
>
> 解析：急性黄疸型肝炎黄疸前期最突出的表现是消化道症状。选B。

（2）慢性肝炎：急性肝炎病程超过半年，或原有的乙型、丙型、丁型肝炎或有HBsAg携带史因同一病原再次出现肝炎症状、体征及肝功异常者。部分患者发病日期不确定或无急性肝炎病史，但反复出现疲乏、畏食、恶心、肝区不适等症状。

（3）重型肝炎：各型肝炎均可引起，预后差，病死率高。常见诱因有劳累、感染、饮酒、服用肝损害药物、妊娠等。①急性重型肝炎。起病急，病初类似急性黄疸型肝炎，病情进展迅速，10天内迅速出现肝衰竭，表现为黄疸迅速加深、肝脏进行性缩小、出血倾向、腹腔积液、肝臭、肝性脑病、肝肾综合征等。病程一般不超过3周。②亚急性重型肝炎。发病10天后出现急性重型肝炎的表现，腹腔积液较为明显，病程多在3周至数月，易转化为肝硬化。出现肝肾综合征时预后差。③慢性重型肝炎。在慢性肝炎或肝硬化的基础上出现急性重型肝炎的表现。预后差，病死率高。

（4）淤胆型肝炎：分急性淤胆型肝炎和慢性淤胆型肝炎两类。主要表现：黄疸深，消化道症状轻，伴有皮肤瘙痒，大便颜色变浅，肝大明显。肝功能检查血清胆红素明显升高，以结合胆红素为主。

重型肝炎的常见诱因。

（5）肝炎后肝硬化：在肝炎基础上发展为肝硬化，表现为肝功能异常和门静脉高压症。

**2. 体征**

（1）急性肝炎：皮肤巩膜可有黄染，肝脏大，有压痛和叩击痛。

（2）慢性肝炎：肝脏大，可有不同程度的黄疸，伴蜘蛛痣、肝掌，脾呈进行性肿大。

（3）重型肝炎：黄疸进行性加深，肝脏缩小，有肝臭、腹腔积液及皮肤瘀点、瘀斑等。

**3. 评估要点** 症状评估要询问有无全身乏力、食欲减退、恶心、呕吐、厌油、腹胀、肝区疼痛、尿色加深等表现。询问肝炎病程持续时间，有无劳累、感染、饮酒、服用肝损害药物、妊娠等重型肝炎的诱因。护理体检应注意皮肤巩膜是否黄染及程度、粪便颜色深浅，肝、脾大的程度、质地变化，有无回缩等。

**（三）心理－社会状况**

患者因住院治疗担心影响工作、学业和生活；因疾病反复、久治不愈而产生悲观、消极、怨恨愤怒等情绪；因隔离治疗和疾病的传染性限制了社交而情绪低落、悲观；病情严重者可出现恐惧和绝望心理。

**（四）辅助检查**

**1. 血液检查** 白细胞总数正常或稍低，淋巴细胞相对增多。重症肝炎时白细胞总数及中性粒细胞均可增高。血小板在部分慢性肝炎患者中可减少。

**2. 肝功能试验** 肝功能试验种类甚多，应根据具体情况选择进行。

（1）血和尿液胆红素监测：黄疸型肝炎时血清结合和间接胆红素升高，尿胆红素、尿胆原及尿胆素均阳性。淤胆型肝炎以血清结合胆红素升高为主，尿胆红素阳性、尿胆原阴性。

（2）血清酶测定：常用者有丙氨酸氨基转移酶（ALT）及天门冬氨酸氨基转移酶（AST）。ALT在肝细胞损伤时释放入血，是目前临床上反映肝细胞功能的常用指标，急性肝炎时ALT明显升高，慢性肝炎时ALT轻度至中度升高或反复异常，重型肝炎时因大量肝细胞坏死，ALT随黄疸加深反而迅速下降，称为胆－酶分离。部分患者碱性磷酸酶（ALP）、谷氨酰转肽酶（γ－GT）、乳酸脱氢酶（LDH）也升高。

（3）血浆胆固醇测定：肝细胞损害时，血浆总胆固醇减少，梗阻性黄疸时，胆固醇增加。胆固醇、胆固醇酯、胆碱脂酶明显下降，提示预后不良。

（4）血清蛋白：慢性肝炎时可出现清蛋白下降，球蛋白升高，清蛋白/球蛋白比值下降或倒置。

（5）凝血酶原活动度（PTA）检查：PTA高低与肝损害程度成反比，<40%是诊断重型肝炎的重要依据，也是判断预后的最敏感的实验室指标。

**3. 血清免疫学检查**

（1）甲型肝炎：血清抗HAV IgM阳性提示近期有HAV感染，是早期诊断甲型肝炎最简便而可靠的指标；血清抗HAV IgG属于保护性抗体，是过去感染和具有免疫力的标志。

（2）乙型肝炎：①HBsAg与抗HBs。HBsAg阳性反映现症HBV感染；抗HBs为保护性抗体，阳性表示对HBV有免疫力，见于乙型肝炎的恢复期、乙肝疫苗接种后或既往感染者。②HBeAg与抗HBe。HBeAg阳性提示HBV复制活跃，乙型肝炎处于活动期，传染性强，持续阳性易转为慢性，转阴提示病毒复制停止；抗HBe阳性提示HBV大部分被消除，复制减少，传染性降低，如在急性期出现，易发展为慢性肝炎，在慢性活动性肝炎出现阳性则易进展为肝硬化。③HBcAg与抗HBc。HBcAg阳性提示病毒处于复制状态，有传染性；抗HBc阳性与滴度高低有关，高滴度抗HBc

IgM 可早期诊断或提示慢性乙型肝炎急性发作，高滴度抗 HBc IgG 表示现症感染，低滴度抗 HBc IgG 表示过去感染。④HBV－DNA 和 DNAP 是病毒复制和传染性的直接标志。

（3）丙型肝炎：HCV－RNA 阳性提示有 HCV 病毒感染；抗 HCV IgM 阳性提示丙型肝炎急性期，高效价的抗 HCV IgG 阳性提示 HCV 现症感染，低效价则提示恢复期。

（4）丁型肝炎：血清或肝组织中 HDV Ag 和 HDV RNA 阳性有确诊意义；抗 HDV IgM 是现症感染的标志，高滴度的抗 HDV IgG 提示丁型肝炎慢性化，低滴度则提示感染静止或终止。

（5）戊型肝炎：抗 HEV IgM 和抗 HEV IgG 阳性均可作为近期 HEV 感染的标志。

**直通护考**

女，33岁，既往体健，体检时肝功能正常，抗-HBs阳性，HBV其他血清病毒标志物均阴性。自己很担心患上乙型肝炎，护士应告知患者其此时的状况是（ ）

A. 乙型肝炎但病情稳定
B. 乙型肝炎且有传染性
C. 乙型肝炎病毒携带状态
D. 对乙型肝炎病毒具有免疫力
E. 处于乙型肝炎恢复期

解析：抗HBs是保护性抗体，单纯抗HBs阳性，而其他血清病毒标志物均阴性，说明患者此时的状态是对乙型肝炎病毒具有免疫力。选D。

### （五）治疗要点

病毒性肝炎目前尚无特效治疗方法，原则上以充足的休息、营养为主，辅以适当的药物治疗，避免饮酒、过劳和使用损害肝脏的药物，采取综合治疗措施。不同类型肝炎的治疗侧重点不同。急性肝炎以一般治疗和对症、支持治疗为主，强调早期卧床休息，急性期应隔离，辅以适当的护肝药物，除急性丙型肝炎外，一般不主张抗病毒治疗；慢性肝炎除了适当休息和营养外，还需要保肝、免疫调节、抗病毒、对症及防止肝纤维化和癌变等综合治疗；重型肝炎以支持、对症治疗为基础，促进肝细胞再生，预防和治疗并发症，有条件者可采用人工肝支持系统，争取肝移植。

**【护理问题】**

**1. 活动无耐力** 与肝功能受损、能量代谢障碍有关。

**2. 营养失调，低于机体需要量** 与食欲下降、呕吐、腹泻、消化和吸收功能障碍有关。

**3. 焦虑** 与隔离治疗、病情反复、久治不愈、担心预后有关。

**4. 潜在并发症** 肝硬化、肝性脑病、出血、感染、肝肾综合征。

**【护理措施】**

**(一) 一般护理**

**1. 隔离** 甲、戊型肝炎自发病之日起实行消化道隔离3周，急性乙型肝炎实行血液（体液）隔离至HBsAg转阴，慢性乙型肝炎和慢性丙型肝炎按病毒携带者管理。

**2. 休息与活动** 各种类型的肝炎患者在急性期或活动期均应卧床休息，以减轻肝脏负担，缓解肝淤血，利于肝细胞的修复。待症状好转、黄疸减轻、肝功能改善后，逐步增加活动量，活动以不感疲劳为度。同时应保持病室整洁，温湿度适宜，创造良好的休息环境。

**3. 饮食护理**

（1）急性肝炎：急性期进食清淡、易消化、富含维生素的流质饮食，多食新鲜蔬菜和水果，保证足够热量，待食欲好转后逐步恢复普通饮食。适当限制脂肪的摄入，腹胀时应减少牛奶、豆制品等产气食品的摄入。可遵医嘱静脉补充葡萄糖、脂肪乳和维生素，少食多餐，避免暴饮暴食。

（2）慢性肝炎：应选易消化、富含维生素、矿物质的新鲜瓜果、蔬菜、适量瘦肉、鱼及兔肉等。可适当摄入高蛋白、高热量，但避免长期摄入高糖、高热量饮食和饮酒。

（3）重型肝炎：宜进食低盐、低脂、高热量、高维生素易消化的饮食，有肝性脑病倾向者应限制或禁止蛋白质摄入。

**(二) 病情观察**

观察患者症状、体征和神志的变化，有无并发症的早期表现和危险因素；留意患者的心理和情绪反应，一旦发现病情变化，及时报告医生，积极配合处理。

**(三) 用药护理**

遵医嘱用药，注意观察药物疗效和不良反应，嘱患者一定要按医嘱用药，不可自行停药或加量。干扰素的不良反应较多，使用前应向患者及家属解释使用干扰素治疗的目的和不良反应。常见的不良反应有：①发热反应（类流感综合征）。一般在最初3~5次注射时发生，以第1次注射后的2~3h最明显，可伴有头痛、肌肉骨骼酸痛、疲乏无力等，反应随治疗次数增加而不断减轻。发热时嘱患者多饮水，卧床休息，必要时对症处理。②骨髓抑制。可表现为白细胞及血小板计数减少，一般经停药后可自行恢复。若白细胞$>3\times10^9/L$应坚持治疗，可遵医嘱用升白细胞药物；若白细胞$<3\times10^9/L$或中性粒细胞$<1.5\times10^9/L$或血小板$<40\times10^9/L$应停药。③失眠、轻度皮疹、脱发。停药后可恢复。④其他。胃肠道症状、肝功能损害、神经精神症状等，对症处理，严重时停药。

### （四）心理护理

护士应向患者及家属解释疾病的特点、隔离的意义和预后，消除因久病不愈而产生的紧张、焦虑、悲观情绪，多讲解肝炎的一般知识，使患者对自己的疾病有较全面的认识，消除思想顾虑，增强治疗的信心，积极配合治疗与护理。

## 【健康指导】

### （一）疾病知识指导

> **考点提示**
> 病毒性肝炎的疾病知识指导。

向患者及家属进行健康教育，使其对病毒性肝炎有一定的了解，强调家庭护理和自我保健。

（1）生活指导：生活规律、劳逸结合，恢复期患者可做轻微体力活动如散步、打太极拳等，肝功能正常 1 ~ 3 个月后可恢复日常活动及工作，但应避免过劳和重体力活动。

（2）饮食指导：加强营养，适当增加蛋白质摄入，但要避免长期高热量、高脂肪饮食，戒烟酒。

（3）用药指导：严格遵医嘱用药，不滥用保肝药物和其他损害肝脏的药物，不能自行增减或停药。

（4）隔离指导：实施适当的家庭隔离，患者的食具、用具、洗漱用品、美容美发用品（如剃须刀）等应专用，患者的排泄物、分泌物可用 3% 含氯石灰消毒后弃去，防止污染环境。

（5）工作指导：出院后定期复查，HBsAg、HBeAg、HBV - DNA、HCV - RNA 中任何一项及以上阳性者应禁止献血和从事托幼保育、餐饮业工作。

### （二）疾病预防指导

甲型和戊型肝炎主要是消化道传播，应重点加强粪便管理，保护水源，严格饮用水的消毒，做好食品卫生和食具消毒，注重个人卫生，防止“病从口入”。乙型、丙型、丁型肝炎的预防重点是防止血液和体液传播，凡接受输血、应用血制品、大手术及与 HBsAg 阳性的人有体液密切接触者，均应定期检测肝功能及肝炎病毒标志物。重复使用的医疗器械消毒要严格，接触患者后用肥皂和流动水洗手。对受到血液及体液污染的物品应严格消毒处理。

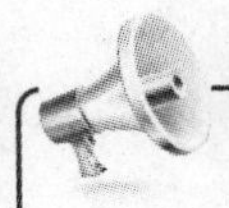

**知识链接**

**意外针刺伤后的防护措施**

护理乙肝患者过程中发生意外针刺伤时，应立即挤出少量血液，以流动水冲洗，再用碘酊、乙醇消毒后包扎伤口，尽早注射乙肝免疫球蛋白（HBIG），并抽血查 HBsAg 与抗 HBs，如两者均阴性，2 周后再接种乙肝疫苗，并随访观察半年。

**（三）易感人群指导**

甲型肝炎易感者可接种甲型肝炎疫苗，接触者可在10天内（时间越早越好）注射人丙种球蛋白以防止发病。HBsAg阳性者的配偶、医护人员、血液透析者等HBsAg和抗-HBs均阴性的易感人群及未受HBV感染的对象可接种乙型肝炎疫苗。现普遍采用0、1个月、6个月接种程序。HBV感染母亲的新生儿出生后立即注射乙肝免疫球蛋白（HBIG），3天后接种乙肝疫苗，出生后1个月、6个月时分别重复注射1次，保护率达95%以上。接种乙型肝炎疫苗已成为我国预防和控制乙型肝炎流行的最关键措施。

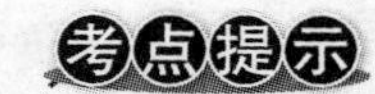


乙型肝炎疫苗的接种对象及程序。

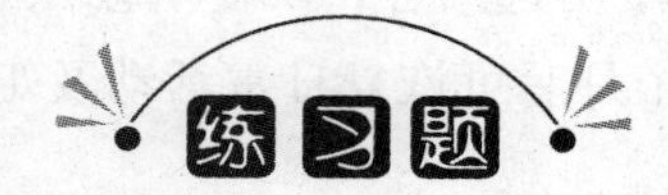


1. 我国慢性肝炎主要为（　）
   A. 甲型肝炎　　B. 乙型肝炎　　C. 丙型肝炎
   D. 丁型肝炎　　E. 戊型肝炎
2. 下列哪项不是急性重型肝炎的特点（　）
   A. 起病急，病初类似急性黄疸型肝炎
   B. 病情进展迅速，10天内迅速出现肝衰竭
   C. 黄疸迅速加深、肝脏进行性缩小
   D. 出血倾向、肝臭、肝性脑病
   E. 蜘蛛痣、肝掌
3. 可传播乙型肝炎病毒的途径有（　）
   A. 分娩和哺乳　　B. 共用牙刷、剃须刀　　C. 输血、血浆及血液制品
   D. 性接触　　E. 以上均可
4. 男，28岁，因“乏力、厌油、腹胀”到医院就诊，身体评估发现肝大伴压痛。血液实验室检查结果为“ALT升高，HBsAg（+），HBeAg（+）”。关于“HBeAg（+）”，下列描述正确的是（　）
   A. 提示HBV大部分被消除，复制减少，传染性降低
   B. 提示慢性乙型肝炎急性发作
   C. 表示过去感染，易进展为肝硬化
   D. 提示HBV复制活跃，乙型肝炎处于活动期，传染性强
   E. 为保护性抗原，表示对HBV有免疫力

（李大权）

# 第五章 流行性乙型脑炎患者的护理

**要点导航**

1. 掌握流行性乙型脑炎的护理评估、护理措施及健康教育。
2. 熟悉流行性乙型脑炎的护理问题。
3. 了解流行性乙型脑炎的病原学特点及发病机制。

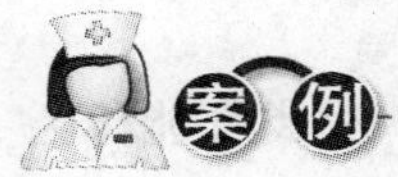


案例：患儿，男性，2岁。8月20日14时许突然高热，体温39.5℃，无咳嗽流涕，无腹痛腹泻，无呕吐。16:50左右全身抽搐，四肢僵硬，双眼向上凝视，口吐白沫，持续约3～4min。17:00许又相继抽搐2次，约持续3～5min。19:00许患儿进入昏迷状态，呼之不应，急来诊。

问题：1. 哪种诊断可能性大？

2. 主要护理问题是什么？

3. 治疗要点有哪些？

4. 如何对人群进行健康教育？

**【疾病概要】**

流行性乙型脑炎简称乙脑，是由乙型脑炎病毒引起的以脑实质炎症为主要病变的中枢神经系统急性传染病。以高热、意识障碍、抽搐、病理反射和脑膜刺激征为临床特征。重症患者伴中枢性呼吸衰竭，病死率高，部分患者可留有严重后遗症，如失语、强直性瘫痪、精神失常等。本病经蚊媒传播，常在夏秋季流行，为人畜共患的自然疫源性疾病。患病者多为10岁以下儿童。

本病的病原体为乙脑病毒，属黄病毒科RNA病毒，人和动物感染后产生补体结合抗体、中和抗体及血凝抑制抗体。在外界抵抗力不强，对一般消毒剂均敏感，不耐热，但耐低温和干燥。

感染乙脑病毒的蚊虫叮咬人体后，病毒进入人体内，先在单核－吞噬细胞系统内繁殖，继而进入血液循环引起病毒血症。当被感染者机体免疫力强时，只形成短暂的病毒血症，病毒很快被清除，不侵入中枢神经系统，临床上表现为隐性感染或轻型病例，并可获得终身免疫力。当被感染者免疫力弱，而感染的病毒数量大及毒力强时，则病毒可通过血－脑脊液屏障进入中枢神经系统，引起脑炎。

乙脑的病变范围广，可累及整个中枢神经系统灰质，但以大脑皮质及基底核、视丘最为严重，脊髓的病变最轻。其基本病变为：①神经细胞变性坏死，液化溶解后形成大小不等的镂空筛网状软化灶；②胶质细胞增生形成胶质小结；③血管内皮细胞损害。

**【护理评估】**

**（一）流行病学资料**

**1. 传染源** 患者和家畜、家禽都可成为本病的传染源。人被乙脑病毒感染后，可出现短暂的病毒血症，但病毒数量少，且持续时间短，所以人不是本病的主要传染源。动物中的猪尤其是仔猪感染率高，感染后血中病毒数量多，且病毒血症期长，为本病的主要传染源。

**2. 传播途径** 主要通过蚊虫叮咬而传播。库蚊、伊蚊、按蚊的某些种类都能传播本病，而三带喙库蚊是主要传播媒介。蚊虫感染后可携带病毒越冬或经卵传代，为乙脑病毒的长期储存宿主。

**3. 易感人群** 人群对乙脑病毒普遍易感，感染后多呈隐性感染。通常流行区以10岁以下的儿童发病较多，以2～6岁发病率最高，病后免疫力强而持久。因儿童计划免疫的实施，成人和老年人发病率相对增高。

**4. 流行特征** 乙脑在我国中西部温带和亚热带为高流行区，有严格的季节性，80%～90%的病例主要集中在7、8、9这三个月，与蚊虫繁殖、气温和雨量等因素有关。本病集中暴发少，呈高度散发性。

考点提示

乙脑的传染源、传播途径及流行季节。

**5. 评估要点** 居住环境、有否接触过病畜、有无被蚊虫叮咬、有无到过疫区、是否接种过疫苗等。

**（二）身体状况**

人感染乙脑病毒后潜伏期为4～21天，一般为10～14天。

**1. 典型的临床表现** 典型乙脑以高热、惊厥、意识障碍为主要表现。病程一般可分为三个阶段。

（1）初期（病程1～3天）：起病急，体温急剧上升至39～40℃，伴头痛、寒战、精神倦怠、食欲差、恶心、呕吐等。头痛常较剧烈，呕吐可呈喷射状。

（2）极期（病程4～10天）：除初期症状加重外，脑损害症状明显。①高热。体温常高达40℃，一般持续7～10天。病情的轻重与发热的高低、热程的长短成正比。②意识障碍。嗜睡、昏睡直至昏迷。昏迷的深浅、持续时间的长短与病情的严重程度和

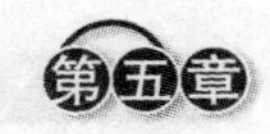

预后呈正相关。③ 惊厥或抽搐。先见于面部，随后肢体抽搐，重者出现全身强直性抽搐，历时数分钟至数十分钟不等，均伴意识障碍。④ 呼吸衰竭。多见于重型患者，由于脑实质炎症、缺氧、脑水肿等所致，主要为中枢性呼吸衰竭，表现为呼吸节律不规则及幅度不均，如双吸气、叹气样呼吸、潮式呼吸、呼吸暂停等，最后呼吸停止。呼吸衰竭是乙脑致死的主要原因。⑤其他神经系统症状和体征。可出现脑膜刺激征，病理征阳性，浅反射消失或减弱，深反射先亢进后消失，肌张力增高，由于自主神经受累，深昏迷者可有膀胱和直肠麻痹，表现为大小便失禁或尿潴留。

（3）恢复期（病程 8 ~ 11 天）：神经系统症状和体征日趋好转，体温逐渐下降。一般 2 周左右完全恢复。重症患者仍可留有反应迟钝、痴呆、失语、吞咽困难、面瘫、四肢强直性瘫痪等，经积极治疗大多数症状可在半年内恢复。

临床上根据发热、意识障碍、抽搐程度、病程长短、有无后遗症等，将乙脑分为轻型、普通型、重型和极重型。

**2. 并发症** 以支气管肺炎最为常见，多因昏迷患者呼吸道分泌物不易咳出或应用人工呼吸器后所致。其次有肺不张、尿路感染、败血症和压疮等，重型患者应警惕应激性胃黏膜病变所致上消化道大出血的发生。

**3. 后遗症** 重症和暴发流行患者半年后仍留有精神、神经系统症状者，称为后遗症。主要有失语，其次肢体强直性瘫痪、扭转痉挛、挛缩畸形、吞咽困难、舞蹈样运动和癫痫发作等。也可有自主神经功能失调，表现为多汗和中枢性发热等。精神方面的后遗症有痴呆、精神异常、性格改变和记忆力减退等。

**4. 评估要点** 重点询问患者发病的起始时间、发病的缓急，有无明显的起因，有无发热、发热的程度，有无头痛、头痛的部位、程度、性质，有无呕吐、呕吐的形式、次数、呕吐物的量、性状，有无抽搐、抽搐的部位、持续时间，有无意识障碍及病情进展情况。注意检查体温、脉搏、血压、呼吸频率、节律及深度，意识状态，瞳孔大小，病理反射及脑膜刺激征等。

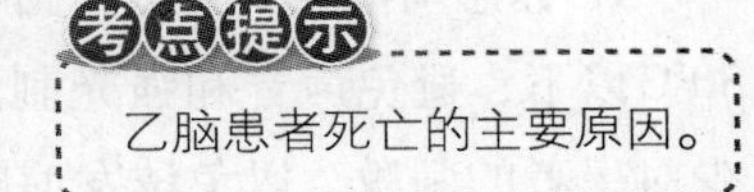


乙脑患者死亡的主要原因。

**（三）心理 - 社会状况**

因起病突然、症状明显、担心病情恶化，家属常出现紧张、焦虑不安、急躁等不良情绪；疾病后期因出现功能障碍或后遗症可产生抑郁、消极、悲观等情绪。

**（四）辅助检查**

**1. 脑脊液** 外观无色透明或微混浊，压力增高，白细胞多在（50 ~ 500）$\times 10^6$/L，早期以中性粒细胞为主，以后淋巴细胞增多，蛋白轻度增高，糖正常或偏高，氯化物正常。

**2. 血清学检查** ①特异性 IgM 抗体测定：该抗体在病后 3 ~ 4 天即可出现，2 周时达高峰，可作早期诊断。②补体结合试验：阳性出现较晚，主要用于回顾性诊断或流行病学调查。③血凝抑制试验：血凝抑制抗体一般在病后 4 ~ 5 天出现，2 周时达高峰，阳性率高于补体结合试验，操作简便，可用于临床诊断或流行病学调查。

**3. 血象** 白细胞总数增高，一般在（10~20）$\times 10^9$/L，中性粒细胞在80%以上。

**4. 病原学检查** ①病毒分离：病程1周内死亡病例脑组织中可分离到乙脑病毒。②病毒抗原和核酸的检测：通过直接免疫荧光和聚合酶链反应（PCR）在组织、血液或其他体液中可检测到乙脑病毒抗原或特异性核酸。

**（五）治疗要点**

本病目前无特效疗法，主要是对症和支持治疗，处理好高热、惊厥和呼吸衰竭，是乙脑患者抢救成功的关键，同时积极预防并发症。恢复期进行理疗、针灸、推拿按摩、高压氧治疗及康复训练。

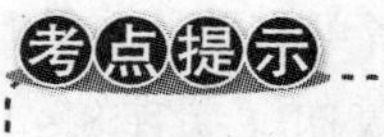


乙脑患者抢救成功的关键。

**【护理问题】**

**1. 体温过高** 与病毒血症及脑部炎症有关。

**2. 急性意识障碍** 与病毒对中枢神经系统、脑实质损害有关。

**3. 有受伤的危险** 与脑实质炎症、脑水肿、高热、惊厥、抽搐或意识障碍有关。

**4. 有皮肤完整性受损的危险** 与昏迷、长期卧床有关。

**5. 潜在并发症** 呼吸衰竭。

**【护理措施】**

**（一）一般护理**

**1. 休息与隔离** 患者应卧床休息，隔离于有防蚊和降温设施的病房，室温控制在30℃以下，避免声音和强光刺激。有计划地集中安排各种检查、治疗和护理操作，减少对患者的刺激，以免诱发惊厥或抽搐。

**2. 饮食护理** 早期进食清淡易消化的流质饮食，如西瓜汁、绿豆汤、菜汤、牛奶等。有吞咽困难或昏迷不能进食者给予鼻饲或按医嘱静脉补充营养和水分，一般成人每天补液约1500~2000ml，儿童每天约50~80ml / kg，并酌情补充钾盐，纠正酸中毒。恢复期患者应逐步增加高营养、高热量的饮食。

**3. 生活护理** 定时洗擦身体、更换衣服，勤翻身、拍背、皮肤按摩，防止压疮形成；做好眼、鼻、口腔的清洁护理，每天用漱口液清洁口腔2次；意识障碍者需专人看护。

**（二）病情观察**

严密监测生命体征，尤其是呼吸的变化；注意有无意识障碍和其他精神神经症状和体征；有无惊厥或抽搐发作；有无头痛、恶心、呕吐等颅内高压和脑疝的先兆；严格记录出入液体量。

**（三）对症护理**

**1. 高热** 以物理降温为主，如戴冰帽、冰袋冷敷、温水或乙醇擦浴、冷盐水灌肠等措施，如效果不佳可遵医嘱采用药物降温或亚冬眠疗法。

**2. 惊厥或抽搐** 将患者置于仰卧位，头偏向一侧，松解衣服和领口，保持呼吸道通畅。取下义齿，用缠有纱布的压舌板或开口器置于患者上下臼齿之间，以防舌咬伤，必要时用舌钳将舌拉出。如有痰液阻塞应及时吸痰。注意患者安全，防止坠床等意外发生，必要时可用床挡或约束带约束。

**3. 呼吸衰竭** 有呼吸道分泌物者及时给予翻身、叩背、吸痰、体位引流、雾化吸入等保持呼吸道通畅的措施；缺氧明显时给患者吸氧，遵医嘱应用呼吸兴奋剂，必要时配合医生行气管插管或气管切开术，使用人工呼吸器辅助呼吸，并做好相应的护理。

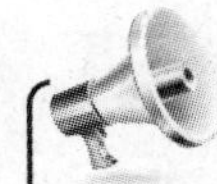

**知识链接**

亚冬眠疗法：亚冬眠疗法是一种治疗方式。为催眠辅助疗法，可以起到镇痛、镇静、降低体温与新陈代谢及降低机体反应的作用，且还有一定抗休克、改善微循环、抑制细菌代谢及繁殖的作用。

方法：氯丙嗪、异丙嗪每次各 0.5～1mg/kg，加 5%～10% 葡萄糖 2～10ml/kg 静脉滴注，用一次体温不退，可间隔 4h 重复 2～6 剂。用一次后热退可不必重复，如需保持患者安静入睡状态，则可 q4h 连续用 1～2 天，体温较高时可先用退热药。当病情得到控制，可逐渐拉长给药间隔，用药仅 1～2 剂者可直接停用。

**（四）用药护理**

遵医嘱使用镇静止痉药、呼吸兴奋剂、脱水剂等药物，注意观察药物疗效和不良反应。使用镇静止痉药物时，严格掌握药物剂量和用药间隔时间，注意观察患者的呼吸和意识状态；大剂量呼吸兴奋剂可诱发惊厥，应遵医嘱严格掌握药物剂量；甘露醇应在 30min 内快速静脉滴入或注入，监测患者的心功能情况。

**（五）心理护理**

向患者家属解释乙脑的相关知识，尽量避免各种不良刺激，给予力所能及的关心和照顾，鼓励患者和家属积极配合治疗和护理。对有功能障碍或后遗症者告知康复治疗的重要性，协助家属取得亲友和社会的支持。

**【健康指导】**

**（一）疾病知识指导**

向患者及家属讲解疾病的相关知识，阐明积极防治后遗症的重要意义；恢复期鼓励患者坚持康复训练和治疗，定期复诊；教会家属切实可行的护理措施和康复疗法，如鼻饲、按摩、肢体功能锻炼、语言训练等，协助患者恢复健康。

**（二）疾病预防指导**

加强家禽、家畜的管理，搞好饲养场所的环境卫生，流行季节前对猪等家禽、家畜进行疫苗接种，在流行季节做好防蚊、灭蚊工作，房间内应有防蚊设备和灭蚊措施，对10岁以下儿童和初进入流行区的人员进行疫苗接种。

**直通护考**

患者，男性，9岁，确诊为乙脑，住院第3日血压明显升高，瞳孔不等大，颈强直，有呼吸暂停，应首先采取哪项急救措施：

A．糖皮质激素　　B．解痉

C．速尿　　D．吸氧

E．20%甘露醇

解析：该患者有颅内压增高引起脑疝的表现，应尽快降低颅内压，故正确答案选E。

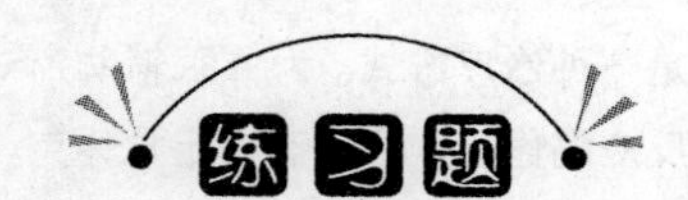


1. 流行性乙型脑炎的主要传染源是（　）

A. 猪　　B. 乙脑病毒携带者　　C. 乙脑患者

D. 蚊虫　　E. 野鼠

2. 流行性乙型脑炎的高发季节为（　）

A. 春夏季　　B. 秋冬季　　C. 冬春季

D. 夏秋季　　E. 一年四季

3. 流行性乙型脑炎的护理措施不包括（　）

A. 严格隔离，并将疫情迅速上报上级部门

B. 清淡易消化的流质饮食

C. 避免声音和强光刺激

D. 做好眼、鼻、口腔的清洁

E. 定时翻身、拍背，预防压疮

4. 流行性乙型脑炎对症护理的内容不包括（　）

A. 对高热患者首先要进行药物降温

B. 惊厥患者要保持呼吸道通畅

C. 呼吸衰竭者及时应用呼吸兴奋剂

D. 防止坠床等意外发生

E. 脑水肿患者使用脱水剂

5. 流行性乙型脑炎的健康指导下列哪项是错误的（　）

A. 加强家禽、家畜的管理

B. 做好防蚊、灭蚊工作

C. 对10岁以下儿童进行疫苗接种

D. 对流行性乙型脑炎患者要进行隔离和治疗

E. 大力宣传乙脑的防治知识

（胡绍珑）

# 第六章 获得性免疫缺陷综合征患者的护理

要点导航

1. 掌握获得性免疫缺陷综合征的护理评估、护理措施及健康教育。
2. 熟悉获得性免疫缺陷综合征的护理问题。
3. 了解获得性免疫缺陷综合征的病原学特点及发病机制。

案例：男，45岁，因发热、乏力、消瘦3个月来院就诊。患者近3个月来无明显诱因出现发热、盗汗、全身乏力，伴食欲减退、腹泻和体重减轻。查体：体温37.8℃，两侧颌下、腋下及腹股沟淋巴结均增大，无压痛，能活动。实验室检查：血白细胞3.5 $\times 10^9$/L，血清抗-HIV（+）。

问题：1. 根据以上病情你考虑该患者患了哪种疾病？

2. 可提出哪些护理问题？

3. 请列出主要的护理措施。

4. 你如何对人群进行该病的预防指导？

【疾病概要】

获得性免疫缺陷综合征（AIDS）简称艾滋病，是由人免疫缺陷病毒（HIV，又称艾滋病病毒）引起的慢性传染病。主要通过性接触、血液和母婴途径传播，以严重的获得性免疫缺陷为其临床特征，最终并发各种严重的机会性感染和恶性肿瘤。本病目前尚无特效防治方法，病死率高，是当今世界极为关注的公共卫生问题。

艾滋病病毒属逆转录RNA病毒，分为1型和2型，即HIV-1和HIV-2。目前世界范围内主要流行的是HIV-1。HIV-1为直径约100~120nm的球形颗粒，由核心和包膜两部分组成。核心包括两条单股RNA链、核心结构蛋白和病毒复制所必须的酶类，如逆转录酶、整合酶和蛋白酶等。HIV在外界环境中的生存能力较弱，对物理因素和化学因素的抵抗力较低。对热敏感，56℃30min、100℃20min可将HIV完全灭活。

不耐酸，对常用消毒剂敏感，如75%的乙醇、0.2%次氯酸钠、1%戊二醛、20%的丙酮、乙醚及含氯石灰等均可灭活HIV。但对紫外线或γ射线不敏感。

HIV侵入人体后，主要感染辅助性T淋巴细胞（$CD_4^+$ T淋巴细胞），以RNA为模板，在逆转录酶的作用下逆转录成单链DNA，在DNA多聚酶作用下复制成双股DNA，部分DNA可作为前病毒整合到宿主细胞DNA，经2～10年后被激活，再转录装配成新的病毒以出芽方式释出，侵入其他细胞。由于HIV选择性地侵犯并破坏$CD_4^+$ T淋巴细胞，使$CD_4^+$ T淋巴细胞迅速减少耗竭，导致免疫缺陷，引发各种严重的机会性感染和恶性肿瘤。HIV也能感染单核－巨噬细胞、B淋巴细胞和小神经胶质细胞等，导致这些细胞受损。AIDS的病理改变主要有各种机会性感染、免疫器官（如淋巴结和胸腺）病变、神经系统病变及肿瘤等。

**【护理评估】**

**（一）流行病学资料**

**1. 传染源** 艾滋病患者和HIV感染者是本病的主要传染源，尤其是HIV感染者因为无症状、带毒时间长作为传染源危害更大。

**2. 传播途径** HIV主要存在于感染者和患者的血液、精液、阴道分泌物、乳汁中。

（1）性传播：与已感染HIV的性伴侣发生无保护的性行为，包括同性、异性和双性性接触。

（2）血液传播：输入HIV污染的血液、血制品或使用被含病毒血液污染的用品如注射器而传播。

（3）母婴传播：感染HIV的孕妇可通过胎盘、产道和哺乳等途径传染给婴儿。

（4）其他途径：如器官移植、人工受精等也可传播。但空气、蚊虫叮咬以及日常生活接触如握手、拥抱、礼节性亲吻、同吃同饮、共用厕所和浴室、共用办公室用品和娱乐设施等均不会传播HIV。

**3. 人群易感性** 人群普遍易感，感染后无免疫力。高危人群包括：男性同性恋者、静脉吸毒者、与HIV携带者经常有性接触者、经常输血及血制品者和HIV感染母亲所生婴儿。

**4. 流行特征** 自1981年美国发现首例艾滋病患者，现已经呈世界性分布，但90%以上在中、低收入国家，以非洲流行最为严重。专家估计，全球流行重灾区可能会从非洲移向亚洲。我国艾滋病疫情已覆盖全国所有省、自治区、直辖市，目前面临艾滋病发病和死亡的高峰期，且已由吸毒、暗娼等高危人群开始向一般人群扩散。

**5. 评估要点** 了解患者有无艾滋病相关的危险行为包括同性恋、性乱、静脉吸毒、输血和使用血制品、手术、器官移植、人工受精等，是否是HIV感染者的性伴侣或HIV感染母亲的婴幼儿等。

**考点提示**

艾滋病的传播途径。

（二）身体状况

**1. 临床表现** 潜伏期较长，感染HIV后2～10年才发展为艾滋病。艾滋病的临床经过可分为4期。

（1）急性感染性（Ⅰ期）：感染HIV后2～4周，出现类似血清病的症状，如发热、头痛、畏食、恶心、肌肉关节痛和淋巴结肿大等，持续3～14日后自然消失。

（2）无症状感染期（Ⅱ期）：临床上没有任何症状和体征，但有传染性，血清中可检出HIV及HIV抗体，此期可持续2～10年或更长。

（3）持续性全身性淋巴结肿大综合征（Ⅲ期）：全身除腹沟淋巴结外，其他部位2处或2处以上的淋巴结肿大，一般无自觉症状，历时3个月以上。同时伴有持续性疲乏、发热、盗汗、体重减轻和慢性腹泻等。

（4）艾滋病期（Ⅳ期）：出现各种机会性感染（卡氏肺孢子虫肺炎最常见）和恶性肿瘤（卡氏肉瘤最常见），并常累及全身各个系统及器官。常见症状有：发热、盗汗、淋巴结肿大、食欲下降、呕吐、消瘦、贫血等恶病质表现；咳嗽、咳痰、咯血、呼吸困难等呼吸系统感染的表现；腹痛、腹泻等消化道感染的表现；口腔白斑及溃疡、各种皮疹等皮肤、黏膜感染的表现；子宫颈癌、恶性淋巴瘤、卡波氏肉瘤等恶性肿瘤的表现；头痛、视力下降、失明、痴呆、癫痫、肢体瘫痪等神经系统受损的表现。

**2. 症状评估** 了解患者疲乏、发热、盗汗、畏食、进行性体重下降及恶病质等消耗性症状的有无及程度。了解患者有无慢性咳嗽、短期发热、渐进性呼吸困难、发绀等肺炎表现，有否出现吞咽困难和胸骨后烧灼感、慢性腹泻等消化系统症状以及头痛、头晕、癫痫、脑神经炎、进行性痴呆、肢体瘫痪、痉挛性共济失调、膀胱和直肠功能障碍等神经系统症状。

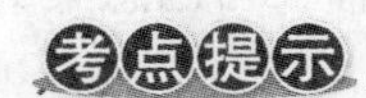

艾滋病的临床分期及主要表现。

**3. 护理体检** 测量体温等生命体征，评估营养状况，检查皮肤黏膜有无肿瘤和感染损害，听诊肺部是否有啰音。

（三）心理－社会状况

艾滋病晚期患者由于健康状况迅速恶化，预后差，且无特效治疗，加上易遭受社会歧视，难以得到亲友的关心和照顾，而且用于治疗艾滋病的药物价格较高，患者极易产生恐惧、焦虑、抑郁和悲观等不良心理，少数患者可有企图报复、自杀等心理倾向。此外，社会上对艾滋患者和艾滋病病毒感染者的歧视态度也会殃及其家庭，其家庭成员也同样有沉重的心理负担。

（四）辅助检查

**1. 血常规** 多有红细胞、血红蛋白及白细胞数降低，淋巴细胞比例降低。

**2. 免疫学检查** T淋巴细胞计数减少，$CD_4^+$ T淋巴细胞计数减少。

**3. 血清学检测** HIV抗体初筛试验（ELISA）阳性的患者，进行HIV抗体确证试验（WB），仍为阳性即可确诊。

**4. HIV－RNA 检测**　准确性高，可检测体内的病毒数量，并作为抗病毒治疗调整用药的依据。

**5. 其他**　根据患者需要选择各种体液检查如尿液、粪便、痰液、肺泡灌洗液、脑脊液、胸腔积液、腹腔积液等；影像学检查如超声、X 线、CT、MRI、PET－CT 等，活组织病理或细胞学检查等。

**（五）治疗要点**

艾滋病至今尚无特效疗法，多采用综合治疗，包括抗病毒治疗、抗感染治疗、抗肿瘤治疗和免疫调节治疗等。

**1. 抗病毒治疗**　抗 HIV 的药物主要有三类：核苷类逆转录酶抑制剂，如齐多夫定、双脱氧胞苷、拉米夫定等；非核苷类逆转录酶抑制剂，如奈非雷平；蛋白酶抑制剂，如沙奎那韦、英地那韦等。高效抗逆转录病毒治疗（HAART）又称鸡尾酒疗法，通过 3 种或 3 种以上的抗病毒药物联合应用，既可最大限度地抑制艾滋病病毒复制，又能减少耐药性，是目前治疗艾滋病的最根本的治疗方法。

**2. 免疫调节治疗**　如使用干扰素、白细胞介素－2、胸腺肽等免疫增强剂改善患者的免疫功能。

**3. 机会性感染和肿瘤的治疗**　如念珠菌感染用氟康唑或伊曲康唑；单纯疱疹或带状疱疹用阿昔洛韦或泛昔洛韦，局部应用干扰素；卡氏肺孢子虫肺炎可用戊烷脒；卡氏肉瘤可用博来霉素、长春新碱等治疗。

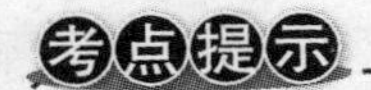


艾滋病的治疗要点。

**4. 对症及支持治疗**　补充营养，注意休息等以增强体质。

**【护理问题】**

**1. 恐惧**　与疾病折磨、预后不良及担心受歧视有关。

**2. 社交孤立**　与实施强制性管理及易被他人歧视有关。

**3. 营养失调，低于机体需要量**　与消耗过多、热量摄入不足有关。

**4. 组织完整性受损**　与局部组织卡氏肉瘤和机会性感染有关。

**5. 有传播感染的危险**　与缺乏艾滋病预防知识和人群普遍易感有关。

**【护理措施】**

**（一）一般护理**

**1. 休息与隔离**　患者应安置在空气清新、安静、舒适的隔离病室内，在采取严格的血液、体液隔离措施的同时，应实施保护性隔离，以防止各种机会性感染发生。急性感染期和艾滋病期应绝对卧床休息，无症状感染期者可从事正常工作和学习。症状明显的患者应卧床休息，并协助患者做好生活护理，症状减轻后可逐步起床活动，鼓励动静结合，适当进行一些力所能及的活动，使活动耐力逐步得到提高。

**2. 饮食护理**　给予高热量、高蛋白、高维生素、清淡易消化的食物，同时应根据患者的饮食习惯，注意食物的色、香、味，创造良好的进食环境，鼓励患者摄取食物，以保证营养供给，增强机体抗病能力。评估营养改善的情况，每周测体重 1 次。不能进食者则给予鼻饲或按医嘱予静脉高营养。

**3. 生活护理** 床铺应平整、干燥、清洁；督促和协助患者进行口腔、皮肤清洁护理；对卧床不起者每 2h 翻身 1 次，保持皮肤清洁、干燥，保护骨隆处受压皮肤，预防压疮；定期修剪指甲，防止抓破皮肤；每日清洁口腔 3 次，进食后漱口或刷牙，减少食物残渣潴留，注意口腔黏膜破损或继发感染，必要时遵医嘱给予抗生素，口唇干裂时涂以润滑剂；腹泻者便后及时用温水清洗肛周。

**（二）病情观察**

注意发热的程度，有无肺部、胃肠道、中枢神经系统、皮肤黏膜等感染的表现；注意一般状态的检查，如生命征、神志，定时评估患者的营养状况、体重等，皮肤黏膜局部有无卡氏肉瘤，有无口腔、食管炎症或溃疡，有无腹部压痛及肝脾大，注意肺部有无啰音；有无癫痫发作、瘫痪，进行性痴呆等神经系统受累表现。疾病后期严密观察有无出现各种严重的机会性感染和恶性肿瘤等并发症，详细记录病情变化，及时与医生联系，配合治疗和及时采取相应的护理措施。

**直通护考**

艾滋病患者需要吸痰时，做法错误的是（ ）

A. 吸痰前洗手，戴好口罩、护目镜

B. 吸痰前穿好隔离衣

C. 不与其他患者共用中心吸引系统

D. 吸痰后吸痰管误落地上，立即进行地面的清洁处理

E. 用过的吸痰管及纱布装入高危品袋中焚烧

答案解析：吸痰时中心吸引系统不会造成患者间的接触和交叉感染，可以共用，其余防护和消毒都是必要的，所以答案为C。

**（三）对症护理**

1. 对发热患者，应鼓励多饮水，给予温水或冷水擦浴降温，并遵医嘱给予抗菌药和退热药，出汗后及时更换汗湿的衣服，防止受凉。

2. 按医嘱给予腹泻患者抗生素、止泻剂和静脉输液维持水电解质平衡，同时做好肛周皮肤护理，在每次排便后用温肥皂水清洗局部，再用软布轻轻吸干，并涂以凡士林软膏，防止肛周皮肤糜烂。

3. 对呼吸困难和发绀者，应协助安置舒适的体位以利呼吸，给氧和遵医嘱使用有效抗生素治疗肺部感染。

4. 有呕吐者，餐前给予止吐药，因口腔、食管念珠菌感染而致咽痛、食欲减退者，遵医嘱给予抗真菌药并做好相应的护理。

**（四）用药护理**

注意观察抗肿瘤药物的疗效和不良反应，如头痛、恶心呕吐、荨麻疹、肝功能损害等；因齐多夫定等药物有抑制骨髓造血功能，可出现贫血、中性粒细胞和血小板减少，故用药期间应遵医嘱定期检查血象，当中性粒细胞 $<0.5\times10^9/L$ 时，应报告医生处理；此外，长期用药应注意是否出现耐药性，停药或换药有无反跳现象。

**（五）心理护理**

护士要尊重患者，多与患者进行有效沟通，了解患者的需要和困难，满足合理要求，针对患者的心理障碍进行疏导；护士在询问病史和性行为史时，要注意举止大方、态度温和，使之产生信任感和亲切感；在进行治疗、护理操作时，既要严格执行消毒隔离措施，又不应表现出怕被感染的恐惧心理；提供患者与其家属、亲友接触沟通的机会，教育他们不要歧视患者，给予谅解、鼓励、关怀、同情和支持，提供患者想知道或该知道的信息，帮助患者增加必要的社会关系联络，以获得更多的社会支持。

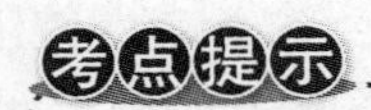


艾滋病患者的护理措施。

**【健康指导】**

**（一）疾病知识指导**

1. 机会性感染是艾滋病患者的最常见死亡原因，向患者和家属宣讲感染时的表现、预防和减少感染的措施，以及出现危急征象时需采取的急救和护理措施。

2. 向患者及家属说明艾滋病的治疗方法，药物的使用方法、剂量和不良反应，及治疗的长期性，告知出院后应定期到医院复查，坚持治疗以控制病情发展。

3. 宣传消毒隔离的重要性和方法，患者的日常生活用品应单独使用和定期消毒，家属接触被患者血液、体液污染的物品时，要戴手套、穿隔离衣、戴口鼻罩等，处理污物后一定要洗手。

4. 指导患者要合理安排休息，避免精神、体力过劳，加强营养，阐明营养对疾病和康复的影响，要注意个人卫生，防止继发感染；对慢性、稳定期的患者应鼓励和指导其进行适当的锻炼，增强战胜疾病的信心，延长存活期。

5. 鼓励艾滋病患者要勇敢地面对疾病，鼓起生活的勇气，积极配合治疗。

**（二）疾病预防指导**

**1. 对无症状 HIV 感染者的知识教育**

（1）阐明艾滋病的传播方式，告戒 HIV 感染者应避免不安全性行为，正确使用安全套。

（2）不能和他人共用注射器、剃须刀、指甲刀、牙刷、手帕等，被自己的血液、体液污染的物品必须用0.2%次氯酸钠溶液消毒处理，以防将 HIV 传染给他人。

（3）已感染 HIV 的育龄妇女应避免妊娠，已受孕者应终止妊娠，已感染 HIV 的哺乳期妇女应人工喂养婴儿。

（4）注意个人卫生，避免过度疲劳，在保证正常工作、学习、生活的前提下，适当限制活动范围，以防止继发感染。

（5）定期或不定期的访视及医学观察，部分无症状感染期可长达10年以上，对无症状HIV携带者，每3～6个月做一次临床及免疫学检查，出现症状及时隔离治疗，在医生指导下服药、工作、活动，预防感染，延缓病程进展。

**2. 艾滋病社区健康教育** 开展广泛的宣传教育，普及艾滋病的传播和预防知识。使群众知道采取自我防护措施，如不共用牙刷、刮脸刀片等。加强有关性知识、性行为的健康教育（安全套的使用等），洁身自好。远离毒品，杜绝不洁注射（尤其是静脉毒瘾）。向群众解说如何与艾滋病患者进行正常的接触和社交活动，如一般的社交接触、握手、共同进餐、公用办公室、公用浴室、游泳池及礼节性的接吻等不会感染，通过空气、水、食物以及昆虫叮咬也不会造成传播；在消除恐惧的同时，尊重保护患者的隐私，以宽容和仁爱为艾滋病患者和病毒感染者提供良好的生活环境，善待、关心和帮助艾滋病患者。严格血源管理，医疗器械重复使用时应严格消毒，提倡使用一次性注射器，操作中实施“一人一针一管”；严禁HIV感染者献血、献精液和献器官，提倡无偿献血，输血和使用血制品前要严格检查HIV抗体，避免血液污染；在进行手术和有创性检查前（如胃镜、肠镜、血液透析等），也有必要检测HIV抗体。

**考点提示**

艾滋病的社区健康教育。

**直通护考**

1. 预防、医疗、保健机构发现艾滋病病毒感染者时，以下措施不正确的是（ ）

A. 身体约束　B. 留观　C. 给予宣传教育
D. 医学观察　E.定期和不定期访视

解析：艾滋病在我国法定传染病中是乙类传染病，对艾滋病病毒感染者可以进行观察、宣传教育和访视，但不能进行身体约束。答案为A。

2. 某癌症患者在检查过程中发现患有艾滋病，对此患者的护理中违反伦理要求的是（ ）

A. 像对待其他患者一样，一视同仁　B. 尊重患者，注重心理护理
C. 认真观察患者病情　D. 以该患者为例大力宣传艾滋病的知识
E. 主动接近患者，鼓励患者积极配合治疗

解析：对艾滋病患者要注意保护患者隐私，尊重患者权利，所以不能以患者为例大力宣传，A、B、C、E选项均符合伦理要求，所以答案应选D。

3. 患者在查体时发现血清抗-HIV阳性，护士在对其进行健康教育指导时，不正确的是（ ）

A. 排泄物用含氯石灰消毒　B. 严禁献血
C. 性生活应使用避孕套　D. 不能和他人共用牙刷
E. 外出时应戴口罩

解析：艾滋病通过血液体液传播，不会通过空气传播，所以戴口罩没必要。答案选E。

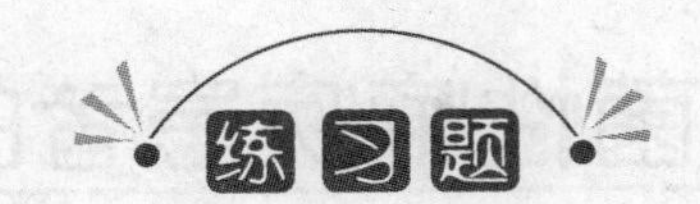


1. 以下哪种方式不能传播 HIV

A. 性接触　B. 静脉吸毒　C. 输血或血制品

D. 母婴传播　E. 日常生活接触

2. HIV 侵犯的主要细胞是

A. 骨髓干细胞　B. $CD_4^+$ T 淋巴细胞　C. 肝巨噬细胞

D. B 淋巴细胞　E. 郎格汉斯细胞

（3 ~6 题共用题干）

李某，男，32 岁，司机，曾有无保护嫖娼经历。近 1 个月出现乏力、干咳、体重减轻。查体：神志清，消瘦，体温 38℃，口腔黏膜溃疡，肝脾轻度大，双侧颌下、腋下及腹股沟淋巴结肿大、质软、无压痛、无粘连。实验室检查：HIV 抗体阳性，HIV－RNA 阳性。诊断为艾滋病。

3. 对本患者的确诊最有意义的是

A. 干咳　B. 体重减轻　C. 口腔黏膜溃疡

D. 双侧颌下、腋下及腹股沟淋巴结肿大

E. HIV 抗体阳性，HIV－RNA 阳性

4. 本患者最可能的传播途径是

A. 常在外吃饭感染　B. 在外住宿感染　C. 性接触感染

D. 输血感染　E. 使用宾馆浴缸感染

5. 该患者处于艾滋病的哪一时期

A. 急性感染期　B. 无症状感染期

C. 持续性全身淋巴结肿大综合征　D. 艾滋病期

E. 潜伏期

6. 对该患者应采取哪种隔离措施

A. 呼吸道隔离　B. 消化道隔离　C. 严密隔离

D. 血液/体液隔离　E. 接触隔离

（刘忠立）

# 第七章 细菌性痢疾患者的护理

要点导航

1. 掌握细菌性痢疾的护理评估、护理措施及健康教育；
2. 熟悉细菌性痢疾的护理问题；
3. 了解细菌性痢疾的病原学特点及发病机理。

案例：男孩，5岁，畏寒、发热8h，于8月15日入院。查体：体温40.5℃，脉搏120次/min，血压10/8kPa（75/60mmHg），发育、营养好，浅昏迷，瞳孔等大，对光反射好，面苍白，四肢凉，未见瘀点和瘀斑，心、肺（－），腹软，凯尔尼格征阴性，布鲁津斯基征阴性，胸部X线检查阴性。

问题：1. 该患者可能发生了什么？

2. 当前最主要的护理问题是什么？

3. 接诊时你如何护理？

4. 患儿痊愈出院时，你应该向家长做哪些护理保健指导？

5. 你如何对人群进行预防指导？

**【疾病概要】**

细菌性痢疾简称菌痢，是由志贺菌属（痢疾杆菌）引起的肠道传染病，亦称志贺菌病。临床上以腹痛、腹泻、里急后重和排黏液脓血便为主要表现，可伴有发热和全身毒血症状，重者可出现感染性休克和中毒性脑病，预后凶险。

痢疾杆菌属于肠道杆菌科志贺菌属，革兰染色阴性。按其抗原结构和生化反应不同可分为4群40个血清型。A群痢疾志贺菌、B群福氏志贺菌、C群鲍氏志贺菌、D群宋内志贺菌。我国流行主要以B群福氏志贺菌为主。各菌群及血清型之间无交叉免疫。痢疾杆菌在外界环境中生存力较强，在瓜果、蔬菜及污染物上可生存10~20天。但对理化因素和各种化学消毒剂敏感。

痢疾杆菌侵入机体后是否发病，取决于细菌数量、致病力及人体的抵抗力。细菌进入消化道后大部分可被胃酸杀死，少数进入肠道的细菌也可因正常菌群的颉颃作用，或肠黏膜上的分泌型 IgA 阻止其对肠黏膜的吸附而不发病。如细菌数量过多或机体的免疫力低下时，未被消灭的细菌侵入乙状结肠与直肠黏膜上皮细胞和固有层并在其中繁殖、释放毒素，引起肠黏膜的炎症反应，出现坏死、溃疡，发生腹痛、腹泻和脓血便。

痢疾杆菌可释放内、外毒素，外毒素有肠毒性、神经毒性和细胞毒性，可导致肠黏膜坏死，引起水样腹泻及神经系统症状等。内毒素不但可引起发热及毒血症，而且可致血管活性物质增加，引起急性微循环障碍，进而出现感染性休克、弥散性血管内凝血（DIC）和重要脏器功能衰竭等。

**【护理评估】**

**（一）流行病学资料**

**1. 传染源** 包括急、慢性患者及带菌者。其中轻型患者、慢性菌痢患者及无症状带菌者由于症状不典型或无症状容易漏诊或误诊，且管理困难，因而在流行病学中具有重要意义。

**2. 传播途径** 主要通过粪－口途径传播。痢疾杆菌随传染源的粪便排出体外，污染食物、饮水或生活用品，经口传播致人感染；亦可通过苍蝇污染食物而传播。食物或水源被污染可引起食物型或水型爆发流行。

**3. 易感人群** 人群普遍易感，以学龄前儿童和青壮年为多。病后可获得一定免疫力，但短暂、不稳定，且不同菌群和血清型之间无交叉免疫，故易反复感染而多次发病。

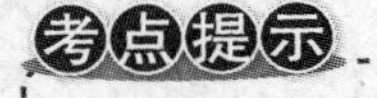


菌痢的主要传播途。

**4. 流行特征** 本病在全国各地区全年均可发生，但有明显的季节性，夏秋季为高发季节，与气候、夏季饮食习惯、苍蝇密度高及机体抵抗力等因素有关。

**5. 评估要点** 该区域有无菌痢正在流行，发病季节，有无进食不洁食物史，患者是否与菌痢患者有过接触等。

**（二）身体状况**

潜伏期通常为 1～4 天，可短至数小时，长达 7 天。根据病程长短和病情轻重可分为急性菌痢和慢性菌痢两种类型。

**1. 急性菌痢** 根据毒血症症状及肠道症状轻重，可以分为 3 型：

（1）普通型（典型）：起病急，畏寒或寒战、高热，体温可高达 39℃，伴头痛、乏力、食欲缺乏等全身不适；早期有恶心、呕吐，继而出现腹痛、腹泻和里急后重。排便次数增多，大便每日十余次或更多，量少，初为稀便，1～2 天后转变为黏液脓血便。体检有左下腹压痛及肠鸣音亢进。如治疗及时，多于 1 周左右病情逐渐恢复而痊愈，少数患者可转为慢性。

（2）轻型（非典型）：全身毒血症状轻，不发热或仅有低热。肠道症状较轻，腹泻每天数次，呈糊状或稀便，常无脓血，腹痛轻。3～7天可痊愈，少数患者亦可转为慢性。

（3）重型：多见于老年、体弱、营养不良患者，急起发病，腹泻每天30次以上，稀水脓血便，腹痛、里急后重明显，后期可出现严重腹胀及中毒性肠麻痹。

（4）中毒型：多见于2～7岁的健壮儿童。起病急骤，病势凶险。突起高热，体温达40℃以上，反复惊厥、嗜睡、昏迷，迅速发生循环和呼吸衰竭。而肠道症状轻微或缺如，生理盐水灌肠或用直肠拭子粪检可见白细胞及红细胞。根据其临床表现可分为3型：

1）休克型（周围循环衰竭型）：较多见，主要是感染性休克，表现为面色苍白、四肢厥冷、唇甲发绀、心率增快、脉细速、血压下降、尿量减少。伴有不同程度意识障碍，可出现心、肾功能不全的症状。

2）脑型（呼吸衰竭型）：较为严重，多数患者无肠道症状而突然发病，表现为烦躁不安、剧烈头痛、频繁呕吐、反复惊厥并迅速昏迷，瞳孔大小不等或忽大忽小，对光反射迟钝或消失，呼吸深浅不均、节律不整。最终因呼吸衰竭而死亡。此型病死率极高。

3）混合型：兼有以上两型的表现，病情最为凶险。

**考点提示**

中毒型菌痢的主要特点。

**2. 慢性菌痢** 细菌性痢疾反复发作或迁延不愈，病程超过2个月即为慢性菌痢。导致菌痢慢性化的原因大致包括：①急性期治疗不及时、不彻底或不当；②营养不良；③伴有胃肠道疾病、慢性胆囊炎、肠寄生虫病等慢性疾患；④免疫功能低下等。根据临床表现可分为慢性迁延型、急性发作型、慢性隐匿型。

**评估要点** 症状评估注意询问起病的缓急，腹痛的部位、性质；腹泻的次数、量，粪质的特点，有无里急后重、发热等全身毒血症状以及症状持续的时间。护理体检注意有无左下腹压痛及肠鸣音亢进。有无周围循环衰竭、呼吸衰竭的表现。

**（三）心理－社会状况**

菌痢患者因需隔离治疗，暂时离开家庭或亲人，中断社交往来，可导致心理上的孤独感；由于高热、腹泻、腹痛等可引起紧张、焦虑心理；慢性菌痢患者因病程迁延、经久不愈可导致精神紧张、多疑、多虑、多梦、多汗等生理和心理紊乱。

**（四）辅助检查**

**1. 一般检查** 急性期白细胞总数可轻至中度增高，多在（10～20）$\times 10^9$/L，以中性粒细胞升高为主。慢性菌痢可有贫血。粪便检查外观为黏液脓血便，量少，无粪质，镜检可见大量脓细胞、白细胞、红细胞，如有吞噬细胞更有助于诊断。

**2. 病原学检查** 粪便培养出痢疾杆菌即可确诊。早期、连续多次、抗菌治疗前取新鲜粪便的脓血部分、采用适当培养基可提高培养阳性率。粪便培养的同时可做药物敏感试验以指导临床合理选用抗菌药物。

**3. 免疫学检查** 与细菌培养相比具有早期快速诊断的优点。但由于粪便中抗原成分复杂，易出现假阳性，故目前临床上尚未推广应用。

**（五）治疗要点**

**1. 急性菌痢** 喹诺酮类是目前治疗细菌性痢疾较为理想的药物。首选环丙沙星，亦可选用其他喹诺酮类药物，如左氧氟沙星、加替沙星等，轻者口服，重者静脉滴注。有多重耐药菌珠时可用匹美西林、头孢曲松等，成人患者尚可用阿奇霉素等。抗生素疗程一般为3~5天。对症治疗：腹痛剧烈可给予解痉药如阿托品、颠茄合剂等；毒血症状严重者，可酌情小剂量应用肾上腺皮质激素。

**2. 慢性菌痢** 应根据药物敏感试验联合应用两种不同类型的抗菌药物，疗程应适当延长，必要时可采用多个疗程治疗。亦可应用药物保留灌肠疗法。

**3. 中毒型菌痢** 选用有效抗菌药物静脉滴注，如环丙沙星、左氧氟沙星等喹诺酮类或第三代头孢菌素如头孢噻肟等，可两类药物联合应用，病情好转后改为口服用药。同时做好对症治疗：高热可物理降温，必要时用退热药；休克型应迅速扩充血容量，纠正酸中毒，改善微循环障碍；脑型应降低颅内压，减轻脑水肿，防治呼吸衰竭等。

**【护理问题】**

**1. 体温过高** 与痢疾杆菌感染释放内毒素有关。

**2. 腹泻** 与痢疾杆菌导致肠道炎症有关。

**3. 腹痛** 与痢疾杆菌引起的肠蠕动增快、肠痉挛有关。

**4. 营养失调，低于机体需要量** 与长时间腹泻、肠道吸收减少，摄入不足，消耗增多有关。

**【护理措施】**

**（一）一般护理**

**1. 休息与隔离** 严格执行消化道隔离至症状消失，大便培养连续2次阴性。对患者的粪便、呕吐物和污染物进行严格消毒。急性期患者频繁腹泻、全身症状明显者应卧床休息，并应避免精神紧张、烦躁，腹泻症状不严重者可适当活动。中毒型菌痢患者应绝对卧床休息，专人监护。

**2. 饮食护理** 严重腹泻伴呕吐者可暂禁食，静脉补充所需营养，使肠道得到充分休息。能进食者应给予易消化、高热量、高蛋白、高维生素、清淡流质或半流质饮食，忌食生冷、多渣、油腻及刺激性食物。少量多餐，可饮糖盐水。待病情好转逐渐过渡至正常饮食。

**（二）病情观察**

密切观察大便的次数、量、性状及伴随症状；注意患者的饮食情况、脱水征象，记录24h出入量；采集含有脓血、黏液部分的新鲜粪便作为标本，及时送检，以提高阳性率；观察治疗效果。慢性菌痢者注意一般状况的改善，如体重、营养状况等。重点监测患者的生命体征、神志、尿量，观察有无面色苍白、四肢湿冷、血压下降、脉细速、尿少、烦躁等休克征象，如有及时通知医生，配合抢救。

**（三）对症护理**

**1. 高热的护理** 嘱患者卧床休息，监测体温，可用冰袋冷敷、温水或乙醇擦浴等物理方法降温，必要时遵医嘱应用药物降温。

**2. 腹泻的护理** 密切观察排便次数、量、性状及伴随症状。患者应卧床休息，严重腹泻伴呕吐者可暂禁食，静脉补充所需营养，使肠道得到充分休息。每次排便后清洗肛周，并涂以润滑剂，保护肛周皮肤。同时注意保持水、电解质平衡。

**3. 抗休克治疗的护理** 患者平卧或置于休克体位（头部和下肢均抬高30°），注意保暖。迅速建立静脉通路以便及时用药，必要时开放两条通路。遵医嘱输入扩容液体及碱性液，以尽快补充血容量、纠正酸中毒。注意按输液原则安排好输液次序，根据病情调整滴速，密切观察循环衰竭改善情况。在快速扩容阶段，应观察脉率、呼吸次数，注意有无呼吸困难、咳泡沫痰及肺底湿啰音，以便早期发现急性肺水肿及左心衰竭。

**（四）用药护理**

遵医嘱使用有效抗菌药物，如环丙沙星、头孢曲松等，应注意药物剂量、使用方法、服药时间、疗效及不良反应，如喹诺酮类药物可引起恶心、呕吐、食欲缺乏等胃肠道反应或过敏反应，指导患者与食物同服或饭后服用可减轻胃肠道反应。因影响骨骺发育，故孕妇、儿童及哺乳期妇女慎用。早期禁用止泻药，便于毒素排出。休克型患者应用血管活性药物时，注意控制药物剂量，维持适当的浓度和速度。使用阿托品类药物时应观察有无口干、心动过速、尿潴留、视物模糊等。

**（五）心理护理**

由于患者及其家属对本病认识不足，且急性菌痢起病急，肠道症状和全身毒血症明显、中毒型痢疾来势凶险等，因此会引起患者及其家属的紧张和恐惧感；慢性菌痢迁延不愈，患者可有贫血、营养不良而影响学习与工作，易使患者情绪低落，产生焦虑心理，患者迫切需要来自各方面的关爱、照顾、想尽快出院。对患者及其家属进行细菌性痢疾相关知识的教育，尽可能增加与患者交谈的时间与次数，给予患者真诚的安慰和帮助，指导患者家属在情感上关心支持患者，从而消除畏惧心理。对于中毒型菌痢患者及其家庭成员更应做到及时、细致、耐心的心理护理，以降低其恐惧感；对于慢性菌痢患者及家属除进行有关知识的教育外，告知患者应按时、按量服药，避免急性发作的诱因，以早日康复，消除焦虑心理。

> **考点提示**
>
> 中毒型菌痢的主要护理措施。

**【健康指导】**

**（一）疾病知识指导**

菌痢患者应及时隔离、治疗，消毒粪便对于传染源的控制极为重要。同时向患者及家属进行菌痢相关知识的指导，帮助患者了解病情，积极配合医护人员治疗和护理，早日康复。讲解患病时休息、饮水、饮食的具体要求，肛门周围皮肤护理的方法等，遵医嘱按时、按量、按疗程坚持服药，争取急性期彻底治愈，以防转变为慢性菌痢。对慢性菌痢患者介绍急性发作的诱因，告知患者进食生冷食物、暴饮暴食、过度紧张和劳累、受凉、情绪波动等均可诱发慢性菌痢急性发作。养成良好的个人卫生习惯，餐前便后洗手，不饮生水，不摄入不洁食物，严把“病从口入”关。嘱咐患者加强体育锻炼，保持生活规律，增强体质。复发时及时治疗。

**（二）疾病预防指导**

做好饮水、饮食、粪便的管理，搞好个人和环境卫生，做好防蝇灭蝇工作。严格执行食品卫生管理法及有关制度，凡从事服务性行业（尤其饮食业）者定期健康检查，发现慢性带菌者应暂时调换工种，接受治疗。在痢疾流行期间，易感者可口服多价痢疾减毒活疫苗，免疫期可维持6～12个月。

**直通护考**

3岁患儿，以突然高热、进行性呼吸困难入院，怀疑为中毒型痢疾。为明确诊断，医生让护士为患儿留取大便，护士正确的做法是（ ）

A. 患儿无大便时，口服泻剂留取大便

B. 标本多次采集，集中送检

C. 如标本难以采集，可取其隔日大便送检

D. 可用开塞露灌肠取便

E. 选取大便黏液脓血部分送检

解析：①中毒型痢疾的确诊主要靠粪便培养痢疾杆菌，送检标本要求选取黏液脓血部分送检，以提高检出率。②ABCD答案均不正确。选E。

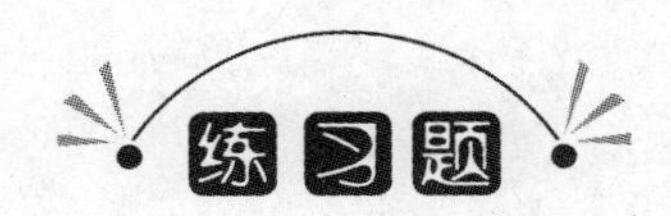

1. 小儿中毒型细菌性痢疾全身症状重，肠道症状轻，诊断困难，确诊该病最直接的证据为（ ）

A. 黏液脓血便　B. 有相关接触史　C. 血常规检查白细胞升高

D. 大便标本培养出痢疾杆菌　E. 大便镜检可见大量脓细胞

2. 7岁患儿，8月因突然高热、惊厥1次就诊。体温39.5℃，面色苍白，四肢厥冷，意识模糊，粪便常规有脓细胞。护士考虑该患儿是（ ）

A. 中毒型细菌性痢疾　B. 水痘并发脑炎　C. 腮腺炎脑炎

D. 麻疹脑炎　E. 高热惊厥

3. 7岁女孩，确诊为细菌性痢疾，经治疗后目前临床症状已消失。家长询问何时

可以上学（ ）

A. 目前即可
B. 临床症状消失后 3 天
C. 连续 3 次大便培养阴性
D. 连续 2 次大便培养阴性
E. 1 次大便培养阴性

（李　娜）

# 第八章 流行性出血热患者的护理

要点导航

1. 掌握流行性出血热的护理评估、护理措施及健康教育。
2. 熟悉流行性出血热的护理问题。
3. 了解流行性出血热的病原学特点及发病机制。

案例：男，38岁，因发热5天，尿少1天，于11月10日入院。患者5天前出现畏寒、发热、头痛、全身酸痛无力，曾在当地卫生所给予“去痛片和感冒药”治疗无效，体温持续在39℃以上，尿量较前减少。第4天因腰痛明显，尿量约300ml，烦躁，呕吐频繁而收住院。体格检查：体温36.5℃，脉搏128次/min，血压80/50mmHg（10.7/6.67kPa），重病面容，精神萎靡，眼结膜充血，有轻度浮肿，胸部皮肤和软腭可见散在出血点，双肾区叩痛明显。

问题：1. 该患者可能发生了什么？

2. 当前最主要的护理问题是什么？

3. 你如何护理该患者？

**【疾病概要】**

流行性出血热（EHF）又称肾综合征出血热，是由汉坦病毒引起的自然疫源性传染病，鼠为主要传染源。临床上以发热、出血、低血压休克和急性肾衰竭为特征，典型患者有发热期、低血压休克期、少尿期、多尿期和恢复期五期经过。

汉坦病毒属于布尼亚病毒科，为单链RNA病毒，呈球形或卵圆形，平均直径120nm。根据抗原结构的差异，汉坦病毒至少分为20个以上的血清型。我国流行的主要是I型和II型病毒。汉坦病毒不耐热、不耐酸，高于37℃或pH5.0以下易灭活，对紫外线和乙醇、碘酊等一般消毒剂也敏感。

汉坦病毒进入机体后形成病毒血症，引起发热等全身中毒症状和多器官损害，确切的发病机制尚未完全清楚，但多数研究认为是病毒的直接作用与感染后诱发免疫损伤共同作用的结果：①病毒直接作用导致血管内皮细胞广泛受损，引起血管舒缩功能和微循环障碍。②病毒侵入人体后引起机体一系列免疫应答，一方面清除病原，保护机体；另一方面也可导致组织损伤，其中III型变态反应被认为是引起本病血管、肾脏及其他损害的主要原因。其次，I、II、IV型变态反应及各种细胞因子和介质等在发病中也起到一定作用。

**【护理评估】**

**（一）流行病学资料**

**1. 传染源** 我国发现有53种动物携带本病毒，主要是啮齿类动物。我国主要的宿主动物和传染源是鼠类，如褐家鼠、黑线姬鼠、大林姬鼠等。患者早期的血液和尿液中携带病毒，但一般不会造成传染，因此，人不是主要传染源。

**2. 传播途径** 可通过多种途径传播。

（1）呼吸道传播：携带病毒的鼠类排泄物如尿、粪、唾液等污染尘埃后形成的气溶胶，通过呼吸道吸入而感染。

（2）消化道传播：进食被携带病毒的鼠及其排泄物污染的食物，可经口腔或胃肠黏膜而感染。

（3）接触传播：被鼠咬伤或破损的伤口直接接触带病毒的血液或排泄物可导致感染。

（4）母婴传播：孕妇感染本病后，病毒可经胎盘感染胎儿，曾从感染流行性出血热孕妇的流产胎儿脏器中分离到汉坦病毒。

**3. 易感人群** 人群普遍易感，以显性感染为主，隐形感染率为5%～8%，病后有较持久的免疫力。

**4. 流行特征** 全年均可发病，但有明显高峰季节，每年的3～5月和10月至次年1月为高峰季节。以男性青壮年，尤其是农民、矿工和野外作业者发病较高。本病广泛流行于亚洲、欧洲的许多国家，我国为重灾区，我国内地31个省、市、自治区均有病例报告，而且疫区仍在扩大。目前的流行趋势是由北向南，农村向城市扩展；老疫区病例逐渐减少，新疫区不断增加。

**5. 评估要点** 在流行季节，发病前2个月内是否到过疫区，有无鼠类接触史。

**（二）身体状况**

**1. 症状与体征** 潜伏期通常为4～46天，一般为1～2周。典型病例可有以下5期经过：

（1）发热期

1）发热：起病急骤，畏寒、高热，24h内体温可迅速升至39～40℃，以稽留热或弛张热多见，持续3～7天。一般体温越高，热程越长，病情越重。轻型病例热退后症状缓解，重症病例热退后病情反而加重。

2）全身中毒症状：①表现为全身酸痛、头痛、腰痛，部分患者出现眼眶痛。头痛、腰痛、眼眶痛合称“三痛”，疼痛原因与相应部位充血和水肿有关。②常伴有食欲减退、恶心、呕吐、腹痛、腹泻等消化道症状。腹痛剧烈时腹部有压痛、反跳痛，易误诊为急腹症。③重症患者出现嗜睡、烦躁不安、谵妄或抽搐等神经精神症状。

3）毛细血管损伤表现：①充血。颜面、颈部、胸部皮肤充血潮红（皮肤三红），呈醉酒貌；眼结膜、软腭与咽部充血（黏膜三红）。②出血。皮肤出血多在腋下和胸背部，呈搔抓样或条索状瘀点。黏膜出血可见于软腭及眼结膜。少数患者内脏出血，表现为呕血、黑便、咯血等。③渗出与水肿。眼睑、球结膜水肿，轻者眼球转动时结膜有漪涟波，重者球结膜呈水泡样，部分患者可出现腹腔积液。一般渗出水肿越重，病情越重。

4）肾损害：发热2~3天即可出现肾脏损害，主要表现为尿量减少、蛋白尿和尿镜检发现管型等，尿中若有膜状物对本病的诊断有更大帮助。

（2）低血压休克期：一般发生于病程4~6天，持续1~3天。主要表现为低血压及休克。多在发热末期或热退时出现血压下降，开始表现为面色潮红、四肢温暖，随休克加剧则出现面色苍白、口唇发绀、四肢厥冷、脉搏细速、尿量减少、血压下降等。若得不到有效控制，长期组织灌注不良，则可促使DIC、急性呼吸窘迫综合征（ARDS）、急性肾衰竭、脑水肿等的发生。其持续时间长短与病情轻重、治疗措施是否及时、正确有关。

（3）少尿期：多发生于起病后第5~8天，可持续2~5天，持续时间长短与病情成正比。本期的主要表现是少尿或无尿、氮质血症、酸中毒和水、电解质紊乱。重者可出现高血容量综合征的表现，如头痛、头昏、烦躁不安、浮肿、静脉充盈、脉搏洪大、血压升高、脉压差增大、心率增快等。

（4）多尿期：多发生于病程的第9~14天，通常持续7~14天。由于此期肾小管吸收功能尚未恢复，因而肾脏的浓缩功能差，加之体内潴留的尿素氮等物质的渗透性利尿作用，尿量开始逐渐增加。在多尿早期，氮质血症可继续存在，甚至加重。随尿量的增加，氮质血症逐渐下降，精神食欲逐渐好转。到后期每日尿量可达4000~8000ml，少数可高达10000ml以上。若不能及时补充水和电解质，则易发生低血容量性休克、低钠、低钾等。此期，由于机体抵抗力下降，易继发感染，进而引起或加重休克。

（5）恢复期：病程第3~4周后，尿量逐渐减至2000ml/日以下，精神和食欲基本恢复正常。肾功能完全恢复则需要1~3个月，重者可达数月或数年之久。

> **考点提示**
> 流行性出血热的主要特点。

**2. 并发症**

（1）腔道出血：多见于休克期、少尿期和多尿早期。腔道出血可表现为消化道出血、腹腔出血、阴道出血以及肺出血等。

（2）肺水肿：多见于休克期和少尿期。一种为肺间质水肿（如 ARDS），一种为肺泡内渗出（如心源性肺水肿），其中 ARDS 的病死率高达 67% 之多。

（3）继发感染：少尿期或多尿早期最易发生。常见消化道、呼吸道、泌尿道感染及败血症等。

**3. 评估要点** 起病是否急骤，有无畏寒、高热，体温及其热型。有无“三痛”，体检有无“皮肤三红”、“黏膜三红”。有无尿量减少、蛋白尿和管型尿等肾功能下降表现，病程是否呈五期经过。

**（三）心理－社会状况**

部分患者可因疾病知识的缺乏或对医院环境陌生，而产生抑郁、焦虑等不良情绪，尤其是危重患者，因突然发热、病情进展快、症状明显而担心预后，使清醒的患者及其家属产生紧张、恐惧心理，他们迫切希望得到关心和心理支持。

**（四）辅助检查**

**1. 血常规检查** 血白细胞开始可正常，3～4 天后总数增多，一般（15～30）× $10^9$/L，分类计数早期以中性粒细胞为主，病后 4～5 天淋巴细胞增多，并出现较多的异型淋巴细胞。血红蛋白和红细胞可因血液浓缩而明显升高。血小板也减少。

**2. 尿常规检查** 显著蛋白尿为本病主要特征之一。病程第 2 天即可出现，随病情加重而增加，可伴有血尿和管型尿。少数病例尿中出现膜状物，系血块、蛋白和上皮细胞的凝聚物。

**3. 血液生化检查** 低血压休克期血尿素氮、血肌酐开始上升，少尿期最为明显。休克期及少尿期可出现代谢性酸中毒。少尿期血钾升高，多尿期又降低。

**4. 特异性血清学检查** 早期患者的血清及外周血细胞及尿沉渣细胞均可检出病毒抗原。血清 IgM 抗体于病后 1～2 日即可检出（1:20 为阳性），IgG 抗体出现的较晚（1:40 为阳性）。相隔 1 周双份血清滴度 4 倍以上升高有诊断意义。

**5. 分子生物学方法和病毒分离** 应用聚合酶链反应（PCR 法）可以检出汉坦病毒的 RNA 或在发热期患者的血清、血细胞和尿液中可分离出汉坦病毒，有诊断价值。

**（五）治疗要点**

本病以综合治疗为主，早期可应用抗病毒治疗；中晚期主要是对症治疗，注意防治休克、肾衰竭和出血。治疗原则为“三早一就”，即早期发现、早期休息、早期治疗和就近医治。

发热期抗病毒、减轻外渗、改善中毒症状、止血及预防 DIC；低血压休克期补充血容量、纠正酸中毒、改善微循环；少尿期严格控制入量、利尿、导泻和透析疗法；多尿期主要是维持水、电解质平衡和预防继发感染；恢复期应加强营养，注意休息，逐渐增加活动量，定期复查肾功能等。

**【护理问题】**

**1. 体温过高** 与病毒血症有关。

**2. 营养失调，低于机体需要量** 与发热、呕吐、进食减少、大量蛋白尿有关。

**3. 体液过多，组织水肿** 与血管通透性增加及肾脏损害有关。

**4. 组织灌注量改变** 与血管壁损伤造成血浆大量外渗有关。

**5. 潜在并发症** 心力衰竭、肺水肿、出血和继发感染等。

**6. 焦虑/恐惧** 与病情重和缺乏疾病相关知识有关。

**【护理措施】**

**（一）一般护理**

**1. 休息** 发热后应立即绝对卧床休息，忌随意搬动患者，以免加重组织脏器的出血。恢复期患者仍要注意休息，逐渐增加活动量。

**2. 饮食护理** 给予清淡可口、易消化、高热量、高维生素的流质或半流质饮食。发热时应注意适当补充液体；少尿期必须严格限制液体量、钠盐和蛋白质的摄入，以免加重水钠储留和氮质血症；患者口渴时可用湿棉签擦拭口唇或漱口的方式来加以缓解；多尿期应注意液体、电解质、蛋白质和维生素的补充，指导患者多食用高蛋白、高糖和富含多种维生素的食物，如鱼、虾、蛋、瘦肉、新鲜水果、蔬菜等，尤应注意含钾多的食品的摄入；消化道出血的患者应予禁食。

**（二）病情观察**

本病具有病情变化快、病情危重的特点，其治疗的关键在于及早发现和防治休克、肾衰竭和出血等并发症。因此，及时而准确的病情观察是本病护理的重点。包括：①密切监测生命体征及意识状态的变化，定时测量体温和血压、脉搏；观察有无呼吸频率、节律及幅度的改变，有无脉搏细速、嗜睡或昏迷等。②观察充血、渗出及出血的表现：如“三红”、“三痛”的表现，皮肤瘀斑的分布、大小及有无破溃出血等；有无咯血、呕血、便血；有无剧烈头痛、突发视力模糊、血压进行性下降、脉搏细速、冷汗、唇周和指（趾）苍白发绀以及尿少等颅内出血和休克的表现。③严格记录24h出入量，注意尿量、颜色、性状及尿蛋白的变化。④氮质血症的表现：注意有无畏食、恶心、呕吐、顽固性呃逆等症状，监测血尿素氮、肌酐的变化。⑤电解质及酸碱平衡的监测及凝血功能的检查等。

**（三）对症护理**

**1. 高热** 以物理降温为主，如应用冰袋、冰囊等，但不能用乙醇擦浴，以免加重皮肤的充血、出血损害。必要时遵医嘱应用药物降温，禁用药效强烈的退热药，以防大量出汗促使患者提前进入休克期。

**2. 循环衰竭** ①迅速建立静脉通路，按医嘱准确、快速输入液体扩充血容量，并应用碱性液及血管活性药，以迅速纠正休克。快速扩容时，注意观察心功能，避免发生急性肺水肿。②给予吸氧。③患者可因出血而致循环衰竭，应做好交叉配血、备血，为输血做好准备。④做好各种抢救的准备工作，备好抢救药品及抢救设备。⑤密切观察治疗效果。

**3. 肾衰竭** ①按“量出为入，宁少勿多”的原则，严格控制液体入量。②适当增加糖的供给，限制蛋白质的摄入。③利尿、导泻治疗时，密切观察患者用药后的反应，协助排尿、排便，观察其颜色、性状及量，并及时做好记录。④出现高血容量综合征者，应立即减慢输液速度或停止输液，让患者取半坐位或坐位，双下肢下垂。⑤透析的护理：说明治疗目的、基本操作程序等，以取得患者及家属的积极配合，做好透析后观察与护理，包括观察透析的效果、切口有无渗出、出血或红肿等，注意保持切口敷料清洁、干燥。

**4. 皮肤及黏膜的护理** ①减少对皮肤的不良刺激：保持床铺清洁、干燥、平整；衣服应宽松、柔软，出汗较多时应及时更换。②帮助患者保持舒适体位，用软垫适当衬垫，并及时变换体位。③避免推、拉、拽等动作，以免造成皮肤破损。④做好口腔护理，保持口腔黏膜的清洁、湿润，及时清除口腔分泌物及痰液。⑤保持会阴部清洁，留置导尿者应做好无菌操作，定时冲洗膀胱。

**（四）心理护理**

在护理过程中应设法稳定患者及其家属的情绪，做到：①态度热情、动作沉着、熟练。②关心体贴患者，耐心向患者解释本病的特点和临床经过，细心倾听患者的诉说，并尽力满足其需求。③要求家属不要将焦虑、紧张的情绪影响患者，以免加重患者的不适和心理负担。④鼓励患者树立战胜疾病的信心，克服消极悲观情绪和焦虑状态，以最佳的心理状态积极配合治疗和护理。⑤密切观察病情变化，及时给予处理，增强其对医护人员的信任感、安全感及对康复的信心。

**【健康指导】**

**（一）疾病知识指导**

讲解本病的特点和临床经过的规律以及并发症的表现。向患者及家属讲述休息和饮食的重要性和要求，发病期间应卧床休息，保证足够的营养摄入，注意调节和稳定情绪，使身心两方面都得到休息，并能自觉遵守隔离制度，积极配合治疗和护理。同时向患者介绍所用药物的名称、剂量、方法及不良反应等，并要求患者严格按医嘱用药，禁用对肾有损害的药物。由于肾功能完全恢复需较长时间，患者出院后，虽然临床症状已经消失，仍应休息1~3个月。休息期间生活要有规律，保证足够睡眠，安排力所能及的体力活动，如散步、太极拳等，逐渐增加活动量。避免劳累，加强营养，并定期复查血压及肾功能，若有异常，及时就诊。

**（二）疾病预防指导**

灭鼠和防鼠是预防本病的关键，大力宣传防鼠、灭鼠的重要性，推广各种有效的防鼠、灭鼠措施；注意加强食品卫生和个人防护。高危人群可用流行性出血热灭活疫苗预防接种。

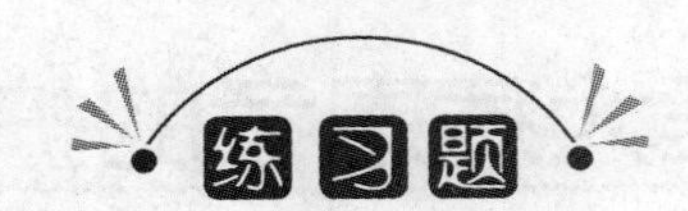


1. 关于流行性出血热叙述不正确的是（　）

   A. 流行性出血热是由病毒引起的一种自然疫源性疾病

   B. 人—鼠传播为主要的传播途径

   C. 流行性出血热的主要传染源是鼠类

   D. 流行性出血热的特征之一是肾脏损害

   E. 流行性出血热不一定具有典型的五期经过

2. 流行性出血热的“三痛”是（　）

   A. 头痛、全身痛和腰痛　　B. 头痛、关节痛和腰痛

   C. 头痛、腓肠肌痛和腰痛　　D. 头痛、眼眶痛和腰痛

   E. 头痛、腹痛和腰痛

3. 下列哪项不是流行性出血热的临床特点（　）

   A. 腰痛　　B. 眼眶痛　　C. 热退症状加重

   D. 出血性皮疹　　E. 杨梅舌

（李　娜）

# 第九章 狂犬病患者的护理

要点导航

1. 掌握狂犬病的护理评估、护理措施及健康教育。
2. 熟悉狂犬病的护理问题。
3. 了解狂犬病的病原学特点及发病机制。

案例：男，60岁，农民，5月28日曾被流浪狗咬伤左手指，当时到当地诊所作清创包扎处理。近日感左手指伤口处痒、麻，今出现吞咽困难，于7月5日进院就诊。

问题：1. 该患者可能发生了什么？

2. 当前最主要的护理问题是？

3. 护理过程中要注意什么？

4. 如何作好预防知识的宣教？

**【疾病概要】**

狂犬病又名恐水症，俗称“疯狗病”，是由狂犬病毒引起的一种人畜共患的以侵犯中枢神经系统为主的急性传染病。临床主要表现为怕风恐水、恐惧不安、咽肌痉挛、进行性瘫痪等。人狂犬病通常由病兽以咬伤方式传给人。该病迄今为止，无特殊治疗，一旦发病，病死率达100%。

狂犬病毒属于弹状病毒科，为单股负链RNA病毒，含有3种抗原：①包膜糖蛋白，可诱发宿主产生保护性的中和抗体，还能与乙酰胆碱受体结合，决定了狂犬病毒的嗜神经性。②核衣壳蛋白，为狂犬病毒的特异性抗原，可使机体产生无保护作用的补体结合抗体。③血凝素，可诱使机体产生血凝抑制抗体。狂犬病毒对外界抵抗力不强，易被紫外线、碘液、乙醇等灭活，但可耐受低温。

狂犬病毒自皮肤或黏膜破损处侵入人体后，对神经组织有强大的亲和力，其致病过程可分为三个阶段：①组织内（或神经外）小量增殖期。病毒在伤口附近的肌细胞内小量繁殖后侵入邻近的末梢神经。②侵入中枢神经期。病毒沿传入神经到达神经节再大量繁殖，并很快侵入脊髓、脑干及小脑等处的神经组织。③向各器官扩散期。病毒从中枢神经向周围神经扩散，侵入各器官组织，其中唾液腺、舌部味蕾、嗅神经上皮等处病毒含量最多。

病理变化主要为急性弥漫性脑脊髓膜炎，以大脑基底海马回和脑干及小脑损害最为显著。肉眼见脑组织充血、水肿、微小出血等。镜下脑实质有非特异性的神经细胞变性与炎性细胞浸润。特征性的病变是嗜酸性包涵体，称内基小体。

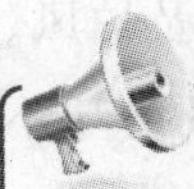
知识链接

内基小体（在狂犬病神经细胞内的原虫样小体）：狂犬病病毒对神经组织有较强亲嗜性，在易感动物或人的中枢神经细胞中增殖时，可在胞质内形成嗜酸性、圆形或椭圆形的包涵体，染色后呈樱桃红色，称内基小体，有辅助诊断价值。

**【护理评估】**

**（一）流行病学资料**

**1. 传染源** 带狂犬病毒的动物是本病的传染源。我国狂犬病的主要传染源是病犬，其次是猫、猪、狼等家畜和兽类。发达国家和基本控制了犬的狂犬病地区的主要传染源是野生动物，如狐狸、蝙蝠、狼等。患者的唾液中含病毒量少，一般不形成人与人之间的传染，不作为传染源。一些貌似健康的犬或其他动物的唾液中也可带病毒，也能传播狂犬病。

**2. 传播途径** 病毒主要通过感染的动物咬伤传播，唾液中的病毒也可经伤口、抓伤、舔伤的黏膜和皮肤侵入，少数可在宰杀病犬、剥皮、切割等过程中被感染。

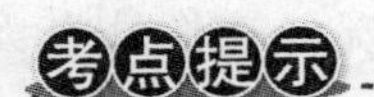
考点提示

狂犬病的传染源。

**3. 人群易感性** 人群普遍易感，特别是兽医与动物饲养员。人被病犬咬伤后发病率为15%～20%，发病与否与下列因素有关：①咬伤部位。头、面、颈、手指处因神经血管分布丰富，被咬伤后发病机会多。②伤口严重程度。伤口深而大者发病率高。③局部处理情况。伤口及时彻底清洗处理者可减少发病机会。④及时、全程、足量注射狂犬疫苗和免疫球蛋白者发病率低。⑤被咬伤后，免疫功能低下或免疫缺陷者易发病。

**4. 流行特征** 世界广泛流行，我国是发病最多国家之一，主要分布在农村和边远山区。接触动物机会较多的青少年发病率相对较高。

**5. 评估要点** 是否有病犬及其他动物接触或被咬伤史；患病的起始时间、被咬伤的部位、伤口的严重程度和局部处理的情况；有无接种过狂犬疫苗等。

### （二）身体状况

**1. 临床表现** 狂犬病的潜伏期长短不一，为5天至19年或更长，一般为1～3月。病程一般不超过6天，典型病例（狂躁型）临床经过分为三期。

（1）前驱期：常有低热、倦怠、头痛、恶心、全身不适等，渐呈恐惧不安、烦躁失眠等兴奋状态，对声、光、风等刺激敏感并有喉部紧缩感。最有意义的早期症状是约80%的病例在愈合伤口处及其相应的神经支配区有痒、痛、麻、冷、蚁行等异样感觉。此期可持续2～4天。

（2）兴奋期：呈高度兴奋状态，表现为极度恐怖、发作性咽肌痉挛、恐水及怕风、怕光、怕声等。其中恐水是最主要特征，80%患者有此临床表现，典型者虽极渴却不敢饮，甚至闻水声、见水或仅提及水时均引起咽喉肌痉挛，严重发作时可有全身肌肉阵发性抽搐或呼吸肌痉挛致呼吸困难。患者体温可升高至38～40℃，有大汗淋漓、大量流涎、心率加快、血压上升等表现。发作过程中，多数患者神志清楚，可出现精神失常、幻听、幻视等精神症状。本期约1～3天。

（3）麻痹期：约6～18h。肌肉痉挛停止，进入全身弛缓性瘫痪，患者逐渐由安静进入昏迷状态，最后因呼吸肌麻痹和循环衰竭而死亡。

除上述狂躁型表现外，尚有以脊髓或延髓受损为主的麻痹性（静型）。该型患者无兴奋期和典型的恐水表现，表现为高热、头痛、呕吐、腱反射消失、肢体软弱无力、共济失调和大小便失禁，呈横断性脊髓炎或上行性麻痹等症状，最终因瘫痪死亡。

**2. 评估要点** 重点询问患者患病的起始时间，有无被狂犬或病兽咬伤或抓伤史，伤口的处理情况，咬伤处有无痒、痛、麻、冷、蚁行等异样感觉，有无恐水、怕风，有无怕光、怕声、多汗、流涎，有无意识障碍、抽搐，有无高热、头痛、呕吐、肢体无力、大小便失禁等。注意检查生命体征、神志状态、腱反射等。

### （三）心理－社会状况

因症状明显、病情发展迅速，且发作过程患者神志清楚，常有紧张、恐惧等心理。

### （四）辅助检查

**1. 血常规检查** 白细胞计数正常或轻、中度增多，中性粒细胞占80%以上。

**2. 脑脊液检查** 脑脊液压力稍增高，细胞数轻度增高，一般不超过$200\times10^6/L$，以淋巴细胞为主，蛋白轻度增高、糖及氯化物正常。

**3. 抗体检查** 存活1周以上者做血清中和试验或补体结合试验，检测抗体效价上升者有诊断意义。

**4. 病原学检查** ①病毒分离：取患者的唾液、脑脊液、皮肤或脑组织进行细胞培养或接种鼠脑分离病毒；②内基小体检查：对狂犬病动物及患者死后脑组织进行切片染色，镜下找内基小体；③核酸测定：用聚合酶链反应（PCR）检测狂犬病毒RNA；

④抗原检查：取患者的脑脊液或唾液直接涂片、角膜印片或咬伤部位皮肤组织或脑组织通过免疫荧光法等检测抗原。

**（五）治疗要点**

目前尚无特效疗法，为防止发病，强调在咬伤后及时正确处理伤口，发病后以对症综合治疗为主。将患者安置在严格隔离监护病房，避免一切不必要的刺激（如风、光、声等），狂躁时用镇静剂，防止痉挛发作；保持呼吸道通畅，吸氧，必要时辅助呼吸；注意内环境稳定，维持呼吸、循环功能。

**【护理问题】**

**1. 皮肤完整性受损**　与病犬、病猫等动物咬伤或抓伤有关。

**2. 有受伤的危险**　与患者兴奋、狂躁、出现幻觉等精神异常有关。

**3. 低效性呼吸型态**　与病毒损害中枢神经系统导致呼吸肌痉挛有关。

**4. 恐惧**　与疾病引起死亡的威胁有关。

**5. 体液不足**　与发热、恐水、多汗及唾液分泌过多导致脱水有关。

**【护理措施】**

**（一）一般护理**

**1. 休息与隔离**　绝对卧床休息，以免诱发兴奋、狂躁，烦躁不安者，加床挡保护或适当约束，防止外伤。实施严密接触隔离，将患者安置在安静、避光的单间，避免水、光、声、风等的刺激。

**2. 饮食护理**　有恐水及吞咽困难者应禁食禁水，在痉挛发作的间歇期或应用镇静剂后可鼻饲高热量的流质饮食，必要时给予静脉输液，保证每天营养摄入量，维持水电解质平衡。

狂犬患者住院的环境要求。

**（二）病情观察**

观察患者生命体征、意识的改变，尤其应注意呼吸频率及节律的变化；观察并记录痉挛性发作的部位、次数及持续时间，发作时有无幻觉和精神异常；注意有无水、电解质、酸碱平衡紊乱，记录液体出入量。

**（三）对症护理**

**1. 伤口的处理**　被病犬咬伤后，应立即冲洗伤口。就地、立即、彻底冲洗处理伤口是决定抢救成败的关键。尽快用20%肥皂水或0.1%苯扎溴铵（两者不能合用）反复冲洗至少30min，狗咬伤的伤口往往是外口小里面深，冲洗时尽可能把伤口扩大，并用力挤压（切忌用嘴吸吮伤口，以防口腔黏膜感染）周围组织，力求除去狗涎和污血，再用大量清水或生理盐水反复冲洗，彻底清洗后局部用70%乙醇或2%碘酊反复消毒。伤口较深者，要进行清创，用注射器插入伤口进行灌洗，伤口不要缝合或包扎。在伤口底部和周围行抗狂犬病免疫球蛋白或抗狂犬病毒免疫血清局部浸润注射，皮试阳性者要进行脱敏疗法。另外，咬伤、抓伤或皮肤破损处被带病毒的唾液沾染者，均需进行疫苗接种。狂犬疫苗注射原则上是越早越好。国内多采用5针免疫方案，即咬伤后第0，3，7，14，30天各肌内注射一次，每次2ml；严重咬伤者，疫苗应加至10针，即咬伤后0，1，2，3，4，5，10，14，30，90天各注射一针。

**2. 惊厥或抽搐的护理** 对狂躁、恐怖、激动或幻觉患者应加床挡保护或适当约束，防止坠床或外伤。避免一切不必要的尤其是与水有关的刺激，如病房内避免放置盛水容器，避免让患者闻及水声，避免提及“水”字，适当遮蔽输液装置等。医疗护理操作要简化、动作要轻快，并集中在使用镇静剂后进行。

**3. 保持呼吸道通畅** 及时清除唾液及口鼻分泌物，保持呼吸道通畅，遵医嘱给予氧气吸入和镇静止痉剂；备好各种急救药品、器械，若有严重呼吸衰竭、不能自主呼吸者，应配合医生行气管插管、气管切开或使用人工呼吸机辅助呼吸。

**（四）用药护理**

使用苯巴比妥等镇静药物时注意观察有无呼吸抑制。

**（五）心理护理**

多数患者神志清楚，恐水、痉挛发作等使其异常痛苦、恐惧不安，应给予患者更多的关心和加倍的爱护，语言严谨，减少患者独处时间，尽量满足患者的身心需要，以减轻其不安和恐惧的心理。

**【健康指导】**

**（一）疾病知识指导**

向患者及家属介绍该病发病原因、发病特点及临床经过、预防的重要性、伤口的处理方法等。要求尽量保持患者安静，避免声、光、风、水等一切刺激。

**（二）疾病预防指导**

大力宣传狂犬病的有关知识，加强犬的管理，捕杀野犬、狂犬、狂猫及其他狂兽，并立即焚烧或深埋；对家犬应进行登记和预防接种，进口动物必须进行检疫。狂犬病缺乏特异性治疗，医学界称为“只可预防，不可治疗”的疾病，一旦发病，几乎是100%死亡，故应广泛宣传被犬、猫等咬伤后立即进行彻底的伤口处理和及时、全程、足量的疫苗接种是预防发病的关键。被狂犬和病兽等撕裂的衣物，应及时更换煮沸，防止再接触皮肤或黏膜而发生“非咬伤性接触感染”。接触狂犬病的工作人员、兽医、深山洞探险者、动物管理人员等高危人群暴露前要进行疫苗接种，分别于暴露前0，7，21天接种3次，每次2ml肌内注射；2～3年加强注射1次。接种期间应戒酒、多休息。

**直通护考**

女，25岁，被狂犬咬伤后下列哪顶处理措施最正确（ ）

A. 注射狂犬病病毒免疫血清和抗病毒药物

B. 注射丙种球蛋白+清创

C. 清创+接种疫苗+注射狂犬病病毒免疫血清

D. 清创+抗生素

E. 清创+注射狂犬病病毒免疫血清

解析：清创能尽快减少局部伤口中的病毒，降低发病机会。注射狂犬病病毒免疫血清可以阻断病毒的扩散。及时、全程、足量的疫苗接种可以抑制和抵抗病毒增殖。故正确答案选C。

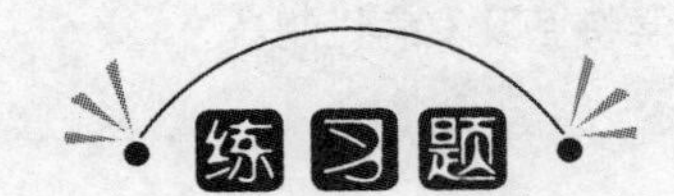


1. 狂犬病一旦发病，其病死率是（ ）

A. 50% B. 80% C. 90% D. 100% E. 40%

2. 狂犬病的主要传染源是（ ）

A. 患者 B. 病犬 C. 猪 D. 老鼠 E. 猫

3. 狂犬疫苗的注射方法是（ ）

A. 上臂三角肌肌内注射，婴幼儿可在大腿前外侧肌内注射

B. 上臂三角肌皮内注射

C. 上臂三角肌皮下注射，婴幼儿可在大腿前外侧肌内注射

D. 臀部肌内注射，婴幼儿可在大腿前外侧肌内注射

E. 前臂皮内注射，婴幼儿可在大腿前内侧肌内注射

4. 患者，男，15 岁，被病犬咬伤后，其伤口处理不正确的是（ ）

A. 尽快用 20% 肥皂水或 0.1% 苯扎溴铵反复冲洗至少 30min

B. 洗净后，局部用 2% 碘酊和 70% 乙醇消毒

C. 较深的伤口，清创后伤口局部周围注射抗狂犬病免疫球蛋白或免疫血清

D. 伤口用无菌纱布包扎

E. 伤口不能包扎或缝合，以利排血引流

5. 患者，男，55 岁，诊断为“狂犬病”其早期最具特征性的表现是（ ）

A. 怕风 B. 恐水 C. 怕光 D. 怕声

E. 已愈合的伤口及其神经支配区有痒、麻、痛及蚁行等异样感觉

（胡绍珑）

# 第十章 伤寒患者的护理

**要点导航**

1. 掌握伤寒病的护理评估、护理措施及健康教育。
2. 熟悉伤寒的护理问题。
3. 了解伤寒的病原学特点及发病机制。

案例：患者，男性，36岁，15天前出现低热，乏力，以后体温逐日上升，近1周体温持续在39.0～39.5℃水平，伴有腹泻3～5次/日入院。查体：肝肋缘下2cm，脾肋缘下1cm。外周血白细胞$5.1 \times 10^9/L$，谷丙转氨酶120U/L。肥达反应："O"抗体1∶160，"H"抗体1∶160。

问题：1. 该患者可能患何种疾病？

2. 要确诊该病例，需做什么检查？

3. 如何对该患者进行饮食护理？

**【疾病概要】**

伤寒是由伤寒杆菌引起的急性肠道传染病。临床特征为持续发热、消化道症状及神经系统中毒症状、表情淡漠、相对缓脉、玫瑰疹、肝脾大及白细胞减少等。可出现肠出血、肠穿孔等严重并发症。

伤寒杆菌属于沙门菌属D组，革兰染色阴性，菌体呈短杆状，有鞭毛，能运动、无荚膜，不形成芽孢。于普通培养基中即可生长，但在含有胆汁的培养基中生长更佳。伤寒杆菌具有菌体"O"抗原，鞭毛"H"抗原和表面"Vi"抗原，感染机体后均能诱生相应的抗体，但均为非保护性抗体。不产生外毒素，菌体裂解时产生的内毒素是致病的重要因素。伤寒杆菌在自然界中生命力强，在地面水中可存活2～3周，在粪便中可存活1～2月，在牛奶、肉类、蛋类中不仅能生存，且可繁殖，耐低温，在冰冻环境中可生存数月。对阳光、热、干燥抵抗力差，阳光直射数h死亡，加热至60℃

15min 或煮沸后即可杀灭；对一般化学消毒剂敏感，消毒饮水余氯达 0.2 ~ 0.4mg/L 时迅速死亡。

伤寒杆菌随污染的水或食物进入消化道后，未被胃酸杀死的细菌在小肠的肠腔内生长繁殖并侵入小肠黏膜，经淋巴管进入肠道淋巴结及肠系膜淋巴结继续繁殖，再经胸导管入血，引起第一次菌血症，此阶段为无症状的潜伏期。细菌随血流进入肝、脾、胆囊、骨髓、肾等器官内继续大量繁殖，再次进入血流，形成第二次菌血症，同时释放大量内毒素，产生临床症状（相当于初期）。病程第 2 ~ 3 周，伤寒沙门菌继续随血流播散至全身各脏器，临床表现达到极期。进入胆囊内的细菌繁殖后随胆汁进入肠道，经肠黏膜再度侵入肠壁淋巴结，使原已致敏的淋巴组织发生剧烈的迟发型变态反应，导致淋巴组织坏死、溃疡形成，临床上处于缓解期。病变多局限于黏膜和黏膜下层，在极期和缓解期，若坏死和溃疡波及血管可引起肠出血，侵入肌层和浆膜层可引起穿孔。至病程第 4 ~ 5 周，人体免疫力增强，伤寒沙门菌逐渐从体内清除，肠壁溃疡愈合，临床上处于恢复期，极少数可成为慢性带菌者，少数患者由于免疫功能低下等原因引起复发。

主要病理特点是全身单核 - 吞噬细胞系统的增生性反应，以回肠末端集合淋巴结和孤立淋巴结最为显著。此病变镜检的最显著特征是淋巴组织内大量巨噬细胞增生，胞质内含有吞噬的淋巴细胞、红细胞、伤寒沙门菌及坏死组织碎屑，称为“伤寒细胞”，“伤寒细胞”聚集成团，称为“伤寒小结”或“伤寒肉芽肿”。除肠道病变外，肝、脾病变也非常显著。胆囊呈轻度炎症病变。心脏、肾等脏器也有轻重不一的中毒性病变。

**【护理评估】**

**（一）流行病学资料**

**1. 传染源** 为带菌者或患者。患者从潜伏期末即可从粪便排菌，但以起病后 2 ~ 4 周排菌量最多，传染性最强，恢复期后排菌减少。排菌达 3 个月以上称慢性带菌者，是引起伤寒传播或流行的主要传染源，有重要的流行病学意义。

**2. 传播途径** 通过粪 - 口途径传播。病菌随患者或带菌者的粪便排出，通过污染的水和食物，或经苍蝇、蟑螂等间接污染水源和食物，或日常生活接触而传播。其中食物被污染是主要的传播方式。日常生活接触常致散发流行，而水源污染可造成暴发流行。

**3. 易感人群** 人群普遍易感。病后可获持久免疫力，第二次发病少见。

**4. 流行特征** 常年发病，夏秋季多见。以儿童和青壮年居多。

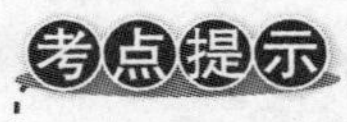


伤寒的传染源、主要传播途径。

**5. 评估要点** 发病的季节、是否到过疫区和（或）接触过伤寒患者；个人卫生习惯，病前有无不洁饮食或饮水；既往是否患过伤寒。

**（二）身体状况**

潜伏期长短与伤寒杆菌的感染量及机体的免疫力有关，波动范围为3～60天，一般为7～14天。自然病程为4～5周。

**1. 典型伤寒** 临床经过可分为4期：

（1）初期（病程第1周）：大多起病缓慢，最早出现的症状是发热，发热前可伴畏寒，但少有寒战，出汗不多。其体温呈阶梯形上升，于3～7天后可达39～40℃，可伴全身不适、头痛、乏力、干咳、食欲减退、恶心、呕吐、腹痛、轻度腹泻或便秘等表现。右下腹可有轻压痛。部分患者肝脾大。

（2）极期（病程第2～3周）：出现伤寒特征性表现，肠出血、肠穿孔等并发症多在本期出现。①高热。呈持续高热，以稽留热型为主，一般持续10～15天。②消化系统症状。便秘多见，腹部不适、腹胀，约半数患者出现右下腹或弥漫性腹部隐痛，少数出现腹泻，多为水样便。右下腹压痛。③神经系统中毒症状。出现表情淡漠、呆滞，反应迟钝，耳鸣、听力减退（伤寒面容）。严重者谵妄、昏迷，合并中毒性脑膜炎时，可出现脑膜刺激征。④循环系统表现。相对缓脉，重脉。并发中毒性心肌炎时，相对缓脉不明显。⑤肝脾大。多数患者有轻度的肝脾大，质软，有压痛。⑥玫瑰疹。在病程第7～14天，部分患者在胸、腹、肩背等部位的皮肤可出现淡红色丘疹（玫瑰疹），直径约2～4mm，压之退色，数量一般在10个以下，多在2～4天内消退。

（3）缓解期（病程第4周）：体温逐步下降，各种症状逐渐减轻，肿大的肝脾开始回缩，但本期内由于小肠病理改变仍处于溃疡期，还有可能出现肠出血、肠穿孔等并发症。

（4）恢复期（病程第5周）：临床症状消失，体温、肝脾恢复正常。

**2. 复发和再燃** ①复发：指少数患者热退后1～3周临床症状再现，血培养再度转阳。见于抗菌治疗不彻底、机体抵抗力低下的少数患者，与病灶内细菌未被完全清除，重新侵入血流有关。②再燃：指部分患者在缓解期体温下降还未恢复到正常时，又重新升高，血培养可再获阳性，持续5～7天后热退，可能与菌血症尚未被完全控制有关。

**3. 并发症**

（1）肠出血：为最常见的并发症，多发生于病程第2～3周，发生率为2%～15%。常因饮食不当、腹泻、用力排便、不适当的治疗性灌肠及活动过多等诱发。出血量少时仅有粪便隐血，多者大量血便。少量出血可无症状或仅有轻度头晕、脉快；大量出血时常表现为体温骤降，头晕、口渴、恶心和烦躁不安等症状，体检患者面色苍白、手足冰冷、血压下降、脉搏细速、呼吸急促、尿量减少等休克表现。

（2）肠穿孔：是最严重的并发症，多有饮食不当、腹泻等诱因。常发生于病程第2～3周，发生率1%～4%，穿孔部位好发于回肠末段。表现为突发右下腹剧痛，伴有恶心、呕吐、出冷汗、脉搏细数、体温先降后升，并出现腹膜炎征象，肝浊音界缩小或消失，X线检查可见膈下游离气体，白细胞及中性粒细胞增高。

**4. 评估要点** 重点询问患者起病情况、热程、热型；食欲与摄入量；有无腹痛、腹胀、便秘或腹泻、腹泻天数、每天腹泻次数及量；有无黑便；病后神志状态及听力有无减退；有无皮疹，出疹的时间、程度、天数，皮疹性状、大小、数目。注意检查生命体征、精神神志状况、面容、表情、胸腹部体征、心律及心音，有无相对缓脉，腹部有无胀气、压痛，肝脾大小、有无压痛。

**直通护考**

患者，男，诊断为伤寒，在其病程的第12天，大便常规检查：潜血(++)。最可能的原因是（ ）

A. 上消化道出血
B. 应激性溃疡
C. 肠出血
D. 肠穿孔
E. 肠炎

解析：伤寒并发肠出血量少者仅为大便潜血阳性，故正确答案为C。

**（三）心理－社会状况**

患者因起病急、症状重、出现并发症等多有焦虑、抑郁、烦躁、恐惧、孤独等心理反应。

**（四）辅助检查**

**1. 血常规检查** 白细胞减少，一般在（3～5）$\times 10^9$/L之间，嗜酸性粒细胞减少或消失，并随病情好转后逐渐恢复正常。若血小板计数突然下降，应警惕出现溶血尿毒综合征或弥散性血管内凝血（DIC）等严重并发症。

**2. 细菌学检查** ①血培养：是本病的确诊方法。病程第1～2周阳性率最高，可达80%～90%，第2周后逐步下降，第3周末50%左右，以后迅速降低，再燃和复发时可出现阳性。为提高血培养阳性率，采血量应不小于5ml，并尽可能在应用抗生素之前采血；对已用抗生素治疗的患者，可取血凝块做培养，以除去血清中的杀菌因子，增加阳性机会。②骨髓培养：由于骨髓中的单核吞噬细胞吞噬伤寒杆菌较多，伤寒杆菌存在的时间也较长，故其阳性率比血培养稍高，可达80%～95%。该检查在病程中出现阳性的时间和血培养相仿。对血培养阴性或使用过抗菌药物诊断有困难的疑似患者，更有助于诊断。③粪便培养：病程第2周起阳性率逐渐增加，第3～4周阳性率最高，可达75%。

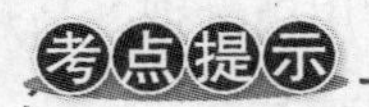

伤寒的确诊方法。

**3. 肥达反应** 又称肥达试验或伤寒沙门菌血清凝集反应，其原理是应用伤寒杆菌“O”抗原、“H”抗原，通过凝集反应检测患者血清中相应抗体的凝集效价，以协助诊断伤寒。多数患者在病程第2周起出现阳性，第3周阳性率大约50%，第4～5周可上升至80%，持续数月。评价结果时应注意以下几点：①通常“O”抗体的凝集效价在1∶80以上，“H”抗体效价在1∶160以上，可确定为阳性，有辅助诊断价值。②相隔1周双份血清抗体效价上升4倍以上有助于确诊。③若只有“O”抗体上升，而“H”抗体不上升可能是发病早期；反之，则可能是不久前感染过伤寒沙门菌或接种过伤寒疫苗，或因其他发热性疾病所致的非特异性回忆反应。④下列情况患者肥达反应始终呈阴性：感染轻；早期用有效抗菌药物或皮质激素治疗者；患者过于衰弱，免疫反应低下，或患丙种球蛋白缺乏症。因此对肥达反应阴性者不能排除伤寒。⑤沙门菌 D 群与 A 群有部分共同抗原，后者的感染可产生“O”与“H”抗体的交叉反应。

**4. 尿常规检查** 从病程第 2 周开始可出现轻度蛋白尿或少量管型。

**5. 粪便常规检查** 腹泻患者大便可见少许白细胞，并发肠出血时可出现隐血试验阳性或肉眼血便。

**6. 免疫学检查** 对流免疫电泳（CIE）、间接血凝试验（IHA）、酶联免疫吸附试验（ELISA）等，主要检测伤寒沙门菌 IgM、IgG 以及核酸。

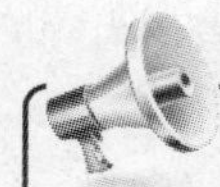

**知识链接**

伤寒不同检查方法的比较：肥达反应是经典的检测方法，但要在病程第 2 周起才出现阳性，阳性率低，易受多种因素影响，并可出现假阳性、假阴性。血培养是最常用的确诊伤寒的依据，是诊断伤寒的金标准，但培养时间较长，检测过程繁琐，且受多种因素影响，难以达到早期诊断的目的。胶金法、ELISA 法直接检测血清中伤寒杆菌抗原，只要有伤寒杆菌存在，无论死菌或活菌，都能检出，发病早期即可获得阳性结果，灵敏度高，同时不受抗菌素的干扰。

**（五）治疗要点**

治疗原则是在病原治疗的同时进行对症治疗，积极防治并发症。病原治疗：①首选第三代喹诺酮类药物，目前常用诺氟沙星、氧氟沙星、左氧氟沙星、环丙沙星、培氟沙星、洛美沙星等。该类药物体内分布广，尤其在胆汁中浓度最高，对并发胆囊炎者治疗有利。②第三代头孢菌素抗菌活性强，胆汁中药物浓度高，不良反应少，疗效亦佳，常用药物有头孢噻肟、头孢哌酮、头孢他啶、头孢曲松等。③还可选用氨苄西林或阿莫西林、氨基糖苷类广谱抗生素等。④在伤寒菌敏感地区，氯霉素可作为首选药。对严重毒血症状者，在有效抗生素治疗的同时，可短期加用小剂量肾上腺糖皮质激素。烦躁者用镇静剂，高热者行降温等对症处理。

**【护理问题】**

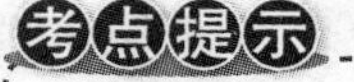


伤寒病原治疗首选药物。

**1. 体温过高** 与大量内源性致热原和菌体裂解时释放的内毒素有关。

**2. 营养失调，低于机体需要量** 与消耗过多而营养摄入不足、消化吸收能力下降有关。

**3. 潜在并发症** 肠出血、肠穿孔、中毒性肝炎。

**4. 焦虑、恐惧** 与高热、并发症有关。

**5. 知识缺乏** 缺乏伤寒的疾病知识及消毒隔离知识。

**【护理措施】**

**（一）一般护理**

**1. 休息与隔离** 发热期须卧床休息至热退后 1 周，以减少热量消耗和肠蠕动，预防肠出血和肠穿孔。卧床期间训练并协助患者床上使用便器。恢复期无并发症者可逐渐增加活动量。按肠道传染病隔离，隔离至患者体温正常后 15 天、连续粪便培养 2 次阴性。

**2. 饮食护理** 肠出血期应禁食，静脉补充营养；极期进食富含营养、清淡的流质饮食，少量多餐，避免过饱等以免诱发肠道并发症。缓解期，可给予易消化的高热量无渣或少渣、少纤维素、不易产生肠胀气的流质或半流质饮食，避免刺激性和产气的食物。恢复期患者食欲好转，可逐渐恢复至正常饮食，但此时仍可发生肠道并发症，应节制饮食，密切观察进食反应。腹胀者给予少糖低脂食物，禁食牛奶、豆浆等。注意钾盐的补充。鼓励患者少量、多次饮水，成人液体入量 2500～3000ml/d，儿童 60～80ml/(kg·d)，口服量不足可静脉补充。切忌暴饮暴食及食用生冷、粗糙、坚硬等刺激性较强的食物。

**（二）病情观察**

密切观察神志、面色、生命体征、有无相对缓脉；注意尿液变化、大便颜色、性状、有无血便，并注意检查大便隐血；有无玫瑰疹及出疹的时间及程度；有无腹膜刺激征、休克等肠出血、肠穿孔的先兆，如有异常，立即报告医生并配合处理。

**（三）对症护理**

**1. 高热** 给予物理降温，如 25%～30% 乙醇擦浴或头部放置冰袋，擦浴时避免在腹部加压用力，以免诱发肠出血或肠穿孔。尽量避免应用发汗退热药，以防体温骤降，大汗虚脱。

**2. 便秘** 告知患者排便时切忌过度用力，必要时可用开塞露或生理盐水低压灌肠或甘油、液状石蜡灌肠，禁用高压灌肠和泻药。

**3. 腹胀** 酌情减少牛奶、豆浆及糖类食物，适当补充钾盐，可用松节油热敷腹部，必要时肛管排气；禁用新斯的明，以免引起剧烈肠蠕动，诱发肠穿孔或肠出血。

**4. 并发肠出血** 绝对卧床休息，严密观察患者的血压、脉搏、意识及便血等情况，暂禁食或进少量流食，遵医嘱使用镇静剂及止血剂，补液，必要时输血。

**5. 并发肠穿孔** 禁食，胃肠减压，遵医嘱静脉输液、使用敏感抗生素，密切监测患者生命体征并积极做好术前准备。

**（四）用药护理**

遵医嘱使用抗菌药物并观察疗效及不良反应。喹诺酮类药物可影响骨骼发育，儿童、孕妇、乳母慎用；使用氯霉素期间必须监测血常规变化，因其对骨髓有抑制作用，新生儿、孕妇、和肝功能明显异常的患者忌用。

**（五）心理护理**

加强沟通，消除患者抑郁、悲观、焦虑及恐惧等心理，以便积极配合治疗与护理。

**【健康指导】**

**（一）疾病知识指导**

向患者及其家属讲解有关伤寒的病因、传播途径、临床特征、疾病过程、治疗药物、疗程、药物不良反应、预后等，尤其要强调休息及饮食管理对疾病治疗的重要性；告知伤寒的消毒、隔离知识、预防措施及并发症的发生时间、临床表现、饮食与并发症的关系、预防方法等；说明伤寒如不发生并发症则预后良好。

**（二）疾病预防指导**

（1）管理传染源：患者应按肠道传染病隔离，隔离至体温正常后 15 天或每隔 5 ~ 7 天粪便培养 1 次，连续 2 次阴性；接触者医学观察 15 天；慢性携带者应调离饮食业，并给予治疗。

（2）切断传播途径：为关键性预防措施。应积极开展健康教育，搞好粪便、水源、饮食卫生管理和消灭苍蝇等工作。养成良好卫生与饮食习惯，饭前与便后洗手，不吃不洁食物、不饮生水等。

（3）对易感人群接种伤寒菌苗以提高人群免疫力。

**直通护考**

患者，男性，30岁，6天前出现发热、食欲减退、腹胀，查体：体温39.5℃，脉搏75次 / min，胸部可见3个皮疹，压之褪色，诊断为伤寒。为减轻患者的腹胀，下列做法错误的是（ ）

A. 停食产气类食物　　B. 肛管排气

C. 补钾　　D. 松节油腹部热敷

E. 给予新斯的明

解析：新斯的明能引起肠蠕动增加，诱发肠穿孔或肠出血，故正确答案选E。

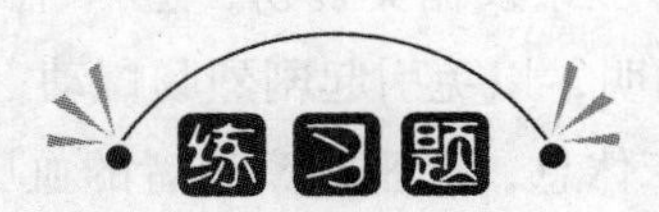


1. 伤寒患者传染性最强的时期是（ ）

A. 潜伏期　　B. 起病 1 周内　　C. 起病后第 2 ~ 4 周

D. 起病后 1 ~ 4 周　　E. 起病后第 3 ~ 4 周

2. 能使伤寒传播和流行的重要传染源是（ ）

A. 极期患者　　B. 潜伏期末患者　　C. 恢复期带菌者

D. 缓解期带菌者　　E. 慢性带菌者

（3～5 题共用题干）

患者，男性，25 岁，因“发热、纳差 7 天”入院，查体：体温 39.5℃，脉搏 70 次/min，肝肋下 2cm，脾肋下 2.5cm，血常规示白细胞 $3.2\times10^9$/L，中性粒细胞 45%，淋巴细胞 55%。诊断考虑为伤寒。

3. 该患者病原治疗的首选药物是（　）

A. 喹诺酮类　B. 磺胺嘧啶　C. 利巴韦林

D. 头孢菌素　E. 氯霉素

4. 此期伤寒患者不会出现的是（　）

A. 表情淡漠　B. 听力减退　C. 玫瑰疹

D. 稽留热　E. 再燃

5. 对该患者宜采取的隔离措施是（　）

A. 不予隔离　B. 消化道隔离　C. 接触隔离

D. 虫媒隔离　E. 严密隔离

（李　平）

# 第十一章 霍乱患者的护理

要点导航

1. 掌握霍乱的护理评估、护理措施及健康教育。
2. 熟悉霍乱的护理问题。
3. 了解霍乱的病原学特点及发病机制。

案例：男，29 岁，因腹泻 12h 入院。患者在 12h 前开始出现腹泻，12h 内排大便已近 20 次，初为黄色水样便，后呈“淘米水色”，呕吐 4 次，最后 2 次亦呈“淘米水色”。无发热、腹痛及里急后重感，起病后曾自服诺氟沙星 4 片，但效果欠佳。既往体健，无肝炎、结核等病史。病前 1 天曾进食过海鲜。体查：脉搏 96 次/min，弱，体温 36.5℃，呼吸 26 次/min，血压 75/50mmHg（10.0/6.67kPa），神志清，皮肤弹性差，口唇干燥，眼窝凹陷。心肺听诊未闻异常，腹平软，无压痛、反跳痛。肝脾肋下未触及，肠鸣音活跃。病理反射未引出，脑膜刺激征（-）。实验室检查：血常规：白细胞 $9.8 \times 10^9$/L，中性粒细胞 79%，血红蛋白 175g/L。大便常规：白细胞 0~3 个 / HP，红细胞 0~2 个 / HP。

问题：1. 该患者最可能患何种疾病？

2. 该患者的护理问题有哪些？

3. 列出具体的护理措施。

**【疾病概要】**

霍乱是由霍乱弧菌引起的烈性肠道传染病。发病急、传播快，临床表现轻重不一，轻者仅有轻度腹泻；典型者发病急骤，剧烈泻吐大量“米泔水”样肠内容物，引起严重脱水、电解质紊乱、酸碱失衡、周围循环衰竭及急性肾衰竭，治疗不及时病死率极高。民间俗有“绞肠痧”、“吊脚痧”、“瘪螺痧”之称。在《中华人民共和国传染病防治法》中，被列为甲类传染病，属于国际检疫的传染病。

霍乱的病原体为霍乱弧菌。根据弧菌的生化性状、O 抗原的特异性和致病性等不同，将霍乱弧菌分为3群：①$O_1$ 群霍乱弧菌。包括古典生物型和埃尔托生物型，本群是霍乱的主要致病菌。②不典型 $O_1$ 群霍乱弧菌。在体内外均不产生肠毒素，无致病性。③非 $O_1$ 群霍乱弧菌。又称为不凝集弧菌，可分为200个以上血清型，一般无致病性，其中的 $O_{139}$ 血清型能引起流行性腹泻。霍乱弧菌革兰染色阴性，呈弧形或逗点状，菌体末端有鞭毛，运动极为活跃，粪便直接涂片呈“鱼群状”排列。霍乱弧菌兼性厌氧菌，耐碱不耐酸，在碱性环境中生长繁殖快。霍乱弧菌有耐热的菌体（O）抗原和不耐热的鞭毛（H）抗原，H抗原为霍乱弧菌所共有，O抗原特异性高，是霍乱弧菌分群和分型的基础。霍乱弧菌能产生神经氨酸酶、血凝素、肠毒素及菌体裂解所释放的内毒素，其中肠毒素不耐热，56℃30min即破坏，是主要的致病力。霍乱弧菌在冰箱内的鲜肉、鱼虾水产品、牛奶中的存活时间分别是1周、1～3周、2～4周，在砧板和抹布上可存活相当长的时间。对热、干燥、酸及消毒剂均敏感，干燥2h或加热55℃10min或煮沸1～2min即可死亡，2%含氯石灰、0.2%～0.5%过氧乙酸溶液数分钟便可将其杀灭，在正常胃酸中仅能存活5min。

霍乱弧菌侵入人体后是否发病，主要取决于机体的免疫力和食入弧菌的数量。霍乱弧菌经口进入胃内后，未被胃酸杀死的弧菌进入小肠，黏附在小肠上段黏膜上皮细胞的刷状缘上，在小肠碱性环境中大量繁殖并产生霍乱肠毒素，引起肠液过度分泌以至超过了肠道正常吸收能力，形成特征性的剧烈水样腹泻与呕吐，由于剧烈吐泻导致失水，使胆汁分泌减少，泻吐物呈典型的“米泔水”样，霍乱肠毒素还能使肠黏膜分泌黏液增多，使水样便中含大量黏液。

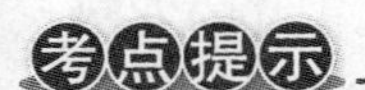

霍乱属于甲类传染病。

大量吐泻引起水和电解质严重丢失是本病的主要病理生理改变。临床上呈现重度脱水、低血容量性休克、低钾和代谢性酸中毒，进而造成急性肾衰竭、意识障碍。病理改变可见小肠仅轻微炎症，肠腔内充满“米泔水”样液体，皮肤苍白，皮下组织和肌肉极度干瘪，内脏浆膜呈深红色、无光泽。胆囊充满黏稠胆汁。心、肝、脾等脏器因脱水而缩小，肾小球及肾间质毛细血管扩张，肾小管受损、变性及坏死。

**【护理评估】**

**（一）流行病学资料**

**1. 传染源**　主要是患者和带菌者，中、重型患者排菌量大，传染性强。轻型患者、隐性感染者、潜伏期、恢复期、健康带菌者不易被发现，不能及时治疗与隔离，而成为重要的传染源。

考点提示

霍乱的主要传播途径。

**2. 传播途径**　主要通过污染的水、食物、日常生活密切接触和苍蝇媒介而经口传播，其中经水传播是最重要的传播途径，常呈暴发流行。

**3. 易感人群**　普遍易感，隐性感染较多。病后可获得一定免疫力，能产生抗菌抗体和抗肠毒素抗体，但维持时间短暂，有再感染的可能。

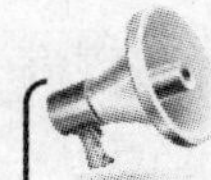

**知识链接**

霍乱免疫原理：霍乱康复者对霍乱弧菌感染至少可产生3年的免疫力。这种免疫力主要依靠人体产生的保护性抗体，其中以具有杀弧菌活性的菌体O抗原和阻断毒素作用的抗毒素抗体最为重要，它们通过抑制细菌在小肠定居和繁殖，并阻断霍乱毒素而起保护作用。

**4. 流行特征** 我国夏秋季为流行季节，以7～10月为多。地区分布以沿海一带如广东、广西、浙江、江苏、上海等省市为多。

**5. 评估要点** 是否为发病季节；是否到过疫区及居住的区域是否流行，有无接触过霍乱患者或可疑患者；有无不洁饮水、饮食史；既往是否患过霍乱。

**（二）身体状况**

潜伏期平均1～3天。多急骤起病，古典生物型与$0_{139}$型霍乱弧菌引起的霍乱，症状较重，埃尔托生物型所致者轻型较多，常为隐性感染。

**1. 典型霍乱** 病程可分3期：

（1）泻吐期：①腹泻。是发病的第一个症状，无发热及里急后重感，多数不伴腹痛。大便量多次频、每日可达数十次，甚至排便失禁，最初大便有粪质，后为黄色水样便或“米泔水”样便，有肠道出血者排洗肉水样便，无粪臭，排便后自觉腹部轻快感。$0_{139}$血清型霍乱的发热、腹痛比较常见，且可以并发菌血症等肠外感染。②呕吐。一般发生在腹泻后，多呈喷射状，少有恶心，呕吐物初为胃内容物，后为水样，严重者可呕吐“米泔水”样液体。此期约持续数小时至1～2天。

**考点提示**

典型霍乱泻吐的特点。

（2）脱水期：本期病程的长短取决于治疗是否及时、正确，一般为数小时至2～3天。①脱水表现。轻度脱水可见皮肤和口舌稍干燥、皮肤弹性略差，神志无改变，失水量约1000ml，儿童为70～80ml/kg；中度脱水患者皮肤弹性差，眼窝凹陷，声音轻度嘶哑，血压下降和尿量减少，失水量3000～3500ml，儿童为80～100ml/kg；重度脱水则出现皮肤干皱无弹性、声音嘶哑，眼眶下陷、两颊深凹、舟状腹、神志淡漠或不清的“霍乱面容”，患者极度无力，尿量明显减少，失水量约为4000ml，儿童为100～120ml/kg。②低钠。由于严重吐泄导致钠盐大量丢失引起，表现为肌肉痉挛疼痛和呈强直状态，其中以腓肠肌、腹直肌最为突出。③低钾综合征。由于腹泻使钾盐大量丢失，大量补液未及时补钾引起，表现为肌张力减弱，腱反射减弱或消失，腹胀、甚至心律失常。④代谢性酸中毒。表现为呼吸增快，严重者可出现意识障碍、甚至昏迷。⑤周围循环衰竭。是严重失水所致的低血容量休克，表现为四肢厥冷、脉搏细速或不能触及，血压下降或不可测出，心音低弱，呼吸浅促，尿量减少或无尿，血尿素氮升高，出现明显尿毒症和酸中毒，脑部供血不足出现意识障碍、烦躁不安，继而转为呆滞、嗜睡甚至昏迷。

（3）恢复期（反应期）：脱水纠正后，症状逐渐消失，体温、脉搏、血压恢复正常。少数患者因循环改善后肠毒素吸收增加，又出现反应性发热，一般持续 1～3 天后自行消退。

**2. 临床类型** 根据脱水程度、血压和尿量等，临床上将霍乱分为轻、中、重三型：

（1）轻型：起病缓慢，腹泻每日不超过 10 次，为稀便或稀水样便，一般不伴呕吐，持续腹泻 3～5 天后恢复，无明显脱水表现。

（2）中型（典型）：有典型泻吐症状，腹泻每日达 10～20 次，为水样便或“米泔水”样便，量多，有明显失水体征，血压下降，收缩压（70～90mmHg，9.33～12.0kPa），24h 尿量 500ml 以下。

（3）重型：除有典型腹泻（每天 20 次以上）和呕吐症状外，存在严重失水，因而出现循环衰竭，表现为脉搏细速或不能触及，血压明显下降，收缩压低于 70mmHg（9.33kPa）或不能测出，24h 尿量 50ml 以下。极少数患者病情急骤，发展迅速，尚未出现泻吐症状即发生中毒性休克而死亡，称为“暴发型”或“中毒型”或“干性霍乱”。

**3. 并发症**

（1）急性肾衰竭：是最常见的严重并发症，也是常见的死因。由于剧烈频繁泻吐，严重失水，导致休克而又未及时纠正所引起，表现为尿量减少甚至无尿，氮质血症，可因尿毒症而死亡。

（2）急性肺水肿：由于代谢性酸中毒而导致肺循环高压，同时因大量补充不含碱性液的盐水，且过快输注而诱发或加重肺水肿。

（3）其他：低钾综合征、流产或早产等。

**4. 评估要点** 重点询问患者起病情况（轻重缓急）；腹胀、腹泻情况、大便的次数、量、颜色、性状、有无腹痛及里急后重、有无黑便；有无恶心、呕吐、呕吐的次数、性质、呕吐物的量、颜色、性状；食欲、食量；有无头昏、倦怠；体重变化。注意检查生命体征、神志、面容、表情，有无脱水休克征，有无胸闷、气促、咳嗽、咳粉红色破沫痰，有无肺部湿啰音，肌力、肌张力、腱反射情况等。

**（三）心理－社会状况**

患者因起病急、症状重，病情进展快，实施严密隔离常出现焦虑、恐惧等心理。

**（四）辅助检查**

**1. 血液检查**

（1）血常规检查：脱水导致血液浓缩，红细胞计数、白细胞计数均增高。

（2）血生化检查：血清钾由于治疗前细胞内钾离子外移可在正常范围，当酸中毒纠正后，钾离子移入细胞内而出现低钾血症，并发肾衰竭者血尿素氮、肌酐升高。

（3）血清学检查：霍乱弧菌感染后能产生抗菌抗体和抗肠毒素抗体，前者于病后第5天即可出现，8～21天达高峰，故病后2周血清抗体滴度1:100以上或双份血清抗凝集素抗体效价增长4倍以上有诊断意义，该检查主要用于流行病学的追溯诊断和粪便培养阴性的可疑患者的诊断。

**2. 粪便检查** 采集患者新鲜粪便检查：

（1）粪便常规：可见黏液及少许红、白细胞。

（2）动力试验及制动试验：将新鲜粪便滴于玻片上，暗视野镜检，可见呈穿梭状快速运动的弧菌，即为动力试验阳性。随后加上1滴$O_1$群抗血清，如细菌停止运动，提示标本中有$O_1$群霍乱弧菌，如细菌仍活动，再加上1滴$O_{139}$群抗血清，细菌活动消失，则证明为$O_{139}$群霍乱弧菌，该检查可作为霍乱流行期间的快速诊断方法。

（3）涂片染色镜检：可见排列呈鱼群状革兰阴性弧菌，暗视野下呈流星样运动。

（4）增菌培养：所有被怀疑的霍乱患者的粪便，除作显微镜检外，均应进行增菌培养，并且粪便留取应在使用抗菌药之前，且应尽快送检。增菌培养能提高霍乱弧菌的检出率，有助于早期诊断。

（5）荧光抗体检查：准确率达90%，1～2h出结果。

**3. 尿液常规检查** 可见少许红细胞、白细胞、蛋白和管型。

**（五）治疗要点**

治疗原则是严格隔离、及时补液、辅以抗菌和对症治疗。及时补充液体和电解质是治疗本病的关键环节。补液的原则是早期、快速、足量，先盐后糖、先快后慢，纠酸补钙，见尿补钾。抗菌治疗能缩短病程，减少腹泻次数和迅速从粪便中清除病原菌，仅作为液体治疗的重要辅助措施，常用药物有喹诺酮类如环丙沙星或诺氟沙星等，亦可用四环素、氨苄西林、氯霉素、多西环素等。严重脱水、休克经充分扩容、纠正酸中毒后循环仍未改善时，可酌情应用血管活性药物，如多巴胺、间羟胺静脉滴注，还可静脉滴注地塞米松或氢化可的松。低钾者补钾。

**【护理问题】**

**1. 腹泻** 与霍乱肠毒素引起肠黏膜生理功能失调有关。

**2. 体液不足** 与频繁剧烈的泻吐导致严重脱水、循环衰竭有关。

**3. 恐惧** 与突然起病、病情发展迅速及实施严格消毒隔离有关。

**4. 潜在并发症** 循环衰竭、急性肾衰竭。

**【护理措施】**

**（一）一般护理**

**1. 休息与隔离** 绝对卧床休息，床边放置容器，协助患者排便，严重者最好卧于带孔的床上，床下对孔放置便器，减少搬动。按甲类传染病执行严密隔离和消化道隔离，发现疫情就地隔离，以免疫情扩散。直至症状消失后6天，并隔日粪便培养1次，连续3次阴性，方可解除隔离。患者出院时洗澡、更换清洁衣裤。

**2. 饮食护理** 剧烈泻、吐期间应禁食，泻、吐不剧烈者可给温热低脂流质（如米汤、果汁、淡盐水等，尽量避免应用牛奶、豆浆等易引起胀气的食物）；恢复期进食清淡、易消化、富含营养的半流质饮食或软食；少食多餐，循序渐进，缓慢过渡到普食；创造良好的进食环境，同时注意食物的色香味。

**（二）病情观察**

每0.5～1h监测生命体征1次，有条件者给予持续心电监护、中心静脉压测定；密切观察腹泻、呕吐情况，注意其性质、次数、量、颜色、性状，严格记录24h出入量，尤其是尿量；根据皮肤弹性、血压、尿量、神志等变化判断脱水程度；关注血清钾、钠、氯、钙、血气分析、二氧化碳结合力、尿素氮等化验结果，注意水、电解质紊乱症，特别是低钾表现，如肌张力减低、鼓肠、心律失常等。发现异常及时报告医生。

**（三）对症护理**

**1. 剧烈吐泻**　保持臀部、肛周、会阴皮肤清洁干燥，保持口腔清洁。

**2. 腹直肌及腓肠肌痉挛**　可用局部热敷、按摩、针灸的方法止痛或按医嘱给予药物治疗。

**3. 注意保暖**　体温不升、循环不良、年老体弱者，应注意保暖。

**4. 并发急性肾衰竭**　要尽快纠正代谢性酸中毒，确保水、电解质、酸碱平衡，严重者可采取透析治疗，做好配合治疗和护理。

**5. 并发心力衰竭和肺水肿**　减慢输液速度或暂停输液，遵医嘱应用强心药物，如毒毛花苷K、毛花苷丙（西地兰），必要时应用呋塞米，也可应用哌替啶（度冷丁）镇静。

**（四）用药护理**

遵医嘱正确进行补液治疗，迅速建立至少两条静脉通道或做中心静脉穿刺，输液的同时监测中心静脉压的变化，以判断病情和疗效。制订周密的输液计划，可应用输液泵以保证及时准确地输入液体，大量或快速输液时，液体应加温至37～38℃，以免出现不良反应。补液过程中应仔细观察输液效果、有无输液反应和急性肺水肿，出现异常应及时报告医生并协助处理。遵医嘱用抗菌药、血管活性药、强心药、利尿剂、碳酸氢钠、氯化钾等药物并注意观察药物疗效和不良反应。

**（五）心理护理**

与患者进行有效沟通，满足其合理需求，创造适宜的环境。解释病情的经过和消毒隔离的重要性，及时清除排泄物、更换污染的床单，帮助患者消除恐惧心理，树立战胜疾病的信心，主动配合治疗和护理。

**【健康指导】**

**（一）疾病知识指导**

向患者及其亲属说明霍乱是烈性肠道传染病，起病急、传播快、重症者病死率高，是国家法定管理的甲类传染病，故对疫点、疫区需进行严密封锁，并进行严密隔离和消化道隔离，以防疫情扩散；讲解有关霍乱的病因、传播途径、临床特征、疾病过程、治疗方法等，尤其要强调补液、休息对疾病治疗的重要性，使患者配合治疗，以尽快控制病情发展；告知霍乱的消毒、隔离知识、预防措施；说明霍乱及时诊断及处理的重要性。

**（二）疾病预防指导**

养成良好的个人卫生习惯，如饭前便后洗手、不饮生水、不吃生的或未煮熟的水产品，流水清洗并经常消毒餐具；加强对饮水、饮食（如餐厅、集体食堂、个体饮食店、摊点等）、农贸集市、粪便的管理；严禁用未经无害化处理的粪便施肥；经常灭蝇、灭蟑螂、灭鼠等；霍乱流行期间，发动群众自觉停止一切宴请聚餐，有泻吐症状者及时到医院就诊。

**直通护考**

霍乱患者治疗的关键措施是（ ）

A. 止泻、止吐　B. 抗病原
C. 强心、利尿　D. 镇静、止痛
E. 补液、补盐

解析：霍乱的发病主要与霍乱弧菌产生的肠毒素引起水、电解质大量丢失有关。故正确答案选E。

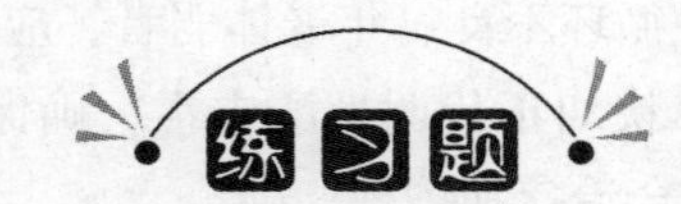


1. 霍乱发病的第一个症状为（ ）

A. 呕吐　B. 腹泻　C. 腹痛
D. 发热　E. 三肌肉痉挛

2. 一患者来自霍乱流行区，突起腹泻，每天腹泻 15 次，呈水样便，伴有呕吐，24h 尿量 200ml，体查：血压 77/53mmHg（10.3/7.07kPa），大便镜检：WBC 0 ~5/HP。考虑为霍乱，其确诊依据（ ）。

A. 典型的临床表现　B. 粪便、呕吐物培养阳性
C. 与霍乱患者密切接触史　D. 大便常规仅见少数白细胞
E. 大便悬滴镜检阳性

（3 ~5 题共用题干）

患者，男性，19 岁，学生，由沿海某市回校，在途中一码头食冷稀饭一碗，次日突起腹泻，一天 20 余次，继之呕吐，无明显腹痛，体查：体温 36.5℃，中度失水，血压 75/53mmHg（10.0/7.07kPa），大便镜检：WBC 0 ~1/HP，疑为霍乱。

3. 目前最主要的护理问题是（ ）

A. 体液不足　B. 活动无耐力　C. 皮肤完整性受损
D. 恐惧　E. 潜在并发症：急性肾衰竭

4. 霍乱患者的剧烈腹泻主要是由哪一因素引起（ ）

A. 神经氨酶　B. 血凝素　C. 霍乱内毒素

D. 霍乱肠毒素　　　　　E. 酶

5. 预防霍乱较为完整的措施是（　）

A. 隔离、治疗患者

B. 流行季节预防服药

C. 流行季节预防接种

D. 隔离治疗患者，切断传播途径，疫区人群进行预防注射

E. 封锁疫点、疫区

（李　平）

# 第十二章 流行性脑脊髓膜炎患者的护理

**要点导航**

1. 掌握流行性脑脊髓膜炎的护理评估、护理措施及健康教育。
2. 熟悉流行性脑脊髓膜炎的护理问题。
3. 了解流行性脑脊髓膜炎的病原学特点及发病机制。

案例：男孩，7岁，因发热2天，头痛、呕吐1天，于3月15日入院。查体：体温39℃，脉搏120次/min，呼吸30次/min，血压90/60mmHg（12.0/8.0kPa），神志清，精神差，右下肢及臀部有散在出血点，颈部有抵抗感，心、肺无异常发现，腹部平软，凯尔尼格征阳性，布鲁津斯基征阳性。实验室检查：血白细胞$24\times10^9$/L；脑脊液外观混浊，白细胞$0.89\times10^9$/L，多核细胞92%，单核细胞8%，蛋白质0.72g/L，糖1.4mmol/L，氯化物90mmol/L。

问题：1. 根据以上病情你考虑该患儿患了哪种疾病？

2. 可提出哪些护理问题？

3. 请列出主要的护理措施。

4. 你如何对人群进行该病的预防指导？

**【疾病概要】**

流行性脑脊髓膜炎简称流脑，是由脑膜炎球菌引起的急性呼吸道传染病。临床上以突起高热、头痛、呕吐、皮肤黏膜瘀点、瘀斑及脑膜刺激征为主要表现，脑脊液常呈化脓性改变。本病主要经空气飞沫传播，冬春季节多见，儿童发病率高于成人。

脑膜炎球菌属奈瑟菌属，革兰染色阴性，肾形，多成对排列。存在于带菌者的鼻咽部及患者的血液、脑脊液、皮肤黏膜瘀点、瘀斑的穿刺液中。根据细菌表面特异性多糖抗原的不同，该菌可分为A、B、C、D、E、X、Y、Z、W135、H、I、K和L等13个血清群，以A、B、C三群最多见，国内流行以A群为主，近年也出现过C群的流

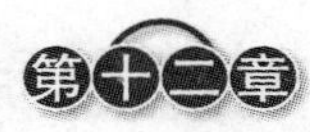

行。脑膜炎球菌在人体内裂解释放的内毒素是致病的主要因素。本菌在体外生存能力极弱，对寒、热、干燥及常用消毒剂均敏感，本菌可产生自溶酶，在体外极易溶解死亡，所以细菌培养标本采集后需注意保暖并及时送检。

脑膜炎球菌自鼻咽部入侵，人体免疫力较弱，细菌就在鼻咽部繁殖，少数引起上呼吸道感染症状，大多成为无症状带菌者；人体免疫力明显低下或细菌毒力过强，细菌从鼻咽部侵入血液，形成菌血症或败血症，再突破血－脑脊液屏障侵犯脑脊髓膜，形成化脓性脑膜炎。

败血症时，细菌在血液中繁殖并释放内毒素，引起局部小血管的出血、坏死、细胞浸润及栓塞，而出现皮肤黏膜瘀点、瘀斑。如果细菌在血液中大量繁殖产生大量内毒素引起急性微循环障碍、感染性休克和弥散性血管内凝血，导致皮肤与内脏血管的广泛损害，临床上表现为休克和皮肤大片瘀斑，称为暴发型流脑休克型。

化脓性脑膜炎的病变部位主要在软脑膜及蛛网膜，脑膜血管受损，纤维蛋白、白细胞和血浆外渗，致脑脊液混浊，并引起颅内压升高和脑膜刺激症状。如果细菌释出的大量内毒素引起脑微循环障碍和脑实质充血、水肿及化脓性炎症，导致颅内压显著升高，水肿的脑组织可向枕骨大孔或天幕裂孔移位，形成脑疝、呼吸衰竭甚至死亡，称为暴发型流脑脑膜脑炎型。如图 12－1 所示。

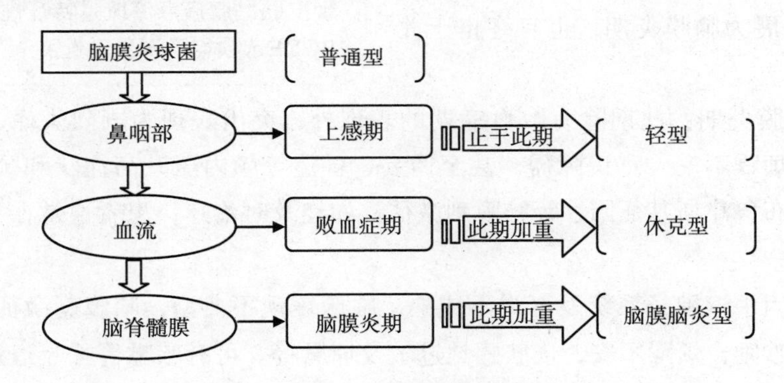


图 12－1　流脑的发病机制与临床分型

【护理评估】

（一）流行病学资料

**1. 传染源**　主要是患者和带菌者。流行期间带菌者较多，是最重要的传染源。患者从潜伏期末至发病后 10 日均有传染性。

**2. 传播途径**　流脑主要经空气飞沫传播，婴幼儿可通过密切接触如同睡、怀抱、喂乳等传播。

**3. 人群易感性**　人群普遍易感，病后可获得持久免疫力，流脑的隐性感染率高，人群大多通过隐性感染而获得免疫力。

**4. 流行特征**　全年均可发病，但冬春季多见，3～4 月份是发病高峰时间。发病年龄以 15 岁以下儿童居多，6 个月 ~2 岁小儿发病率最高，以后随年龄增长逐渐下降。

**5. 评估要点** 重点了解当地流脑疫情，询问有无与流脑患者密切接触史，近期是否接种过流脑疫苗，既往是否患过流脑。同时注意发病季节和发病年龄。

> **考点提示**
> 流脑流行病学特点。

**（二）身体状况**

潜伏期 1 ~7 日，一般为 2 ~3 日。临床类型有普通型、暴发型和轻型。

**1. 普通型流脑** 最多见，按其发展过程，通常分为四期。

（1）上呼吸道感染期：多数患者无此期表现，少数有咽痛、鼻咽部充血及分泌物增多等上呼吸道感染症状，一般持续 1 ~2 日。

（2）败血症期：突起畏寒、高热、乏力、头痛，伴恶心、呕吐、精神萎靡等毒血症状。幼儿常有惊厥、哭闹。皮肤黏膜有瘀点或瘀斑，病情严重者瘀点、瘀斑迅速扩大或融合成片，中央因血栓形成而出现紫黑色坏死或大疱。病后 2 日左右，约 10% 的患者口鼻周围出现单纯疱疹。一般 1 ~2 日后发展为脑膜炎期，也有终止于此期者。

> **直通护考**
> 流行性脑脊髓膜炎患者典型的皮肤黏膜体征是（ ）
> A. 瘀点、瘀斑　B. 色素沉着
> C. 白斑　D. 发绀
> E. 黄疸
> 解析：①典型流脑病人败血症期出现皮肤黏膜瘀点瘀斑是特征性表现；②BCDE选项均不正确。选A。

（3）脑膜炎期：此期除有败血症期的表现外，突出表现为剧烈头痛，频繁呕吐，脉搏减缓，烦躁不安，意识障碍，甚至谵妄、昏迷等颅内压升高症状和颈项强直、凯尔尼格征及布鲁津斯基征阳性等脑膜刺激征。如经及时治疗，患者通常在 2 ~5 日内进入恢复期。

婴幼儿因中枢神经系统发育尚不成熟，临床表现不典型，脑膜刺激征不明显，多表现为啼哭吵闹，烦躁不安，皮肤感觉过敏及惊厥等。可有咳嗽等呼吸道症状和拒乳、呕吐、腹泻等消化道症状。前囟未闭者大多囟门饱满隆起，但有时因频繁呕吐失水，囟门可无明显改变，甚至出现前囟下陷。婴幼儿流脑可并发硬脑膜下积液、脑积水、肺炎和心包炎等。

（4）恢复期：体温逐渐正常，意识转清，脑膜刺激征消失。瘀点、瘀斑被吸收或结痂，一般在 1 ~3 周内痊愈。

> **考点提示**
> 普通型流脑的临床表现。

**2. 暴发型流脑** 起病急，病情凶险，如不及时抢救，病死率高。一般分 3 型：

（1）休克型：多见于儿童。突起寒战高热，呕吐，精神极度萎靡。全身出现广泛瘀点、瘀斑，且迅速融合成大片。面色苍灰，唇周及指端发绀，四肢厥冷，皮肤呈花纹状，脉搏细速，血压下降，甚至测不出。可无脑膜刺激征，脑脊液大多清亮，血培养脑膜炎球菌常为阳性。

（2）脑膜脑炎型：亦多见于儿童。除具有严重的中毒症状外，主要表现为脑实质损害引起的颅内压升高症状，剧烈头痛，烦躁不安，喷射状呕吐，反复惊厥，迅速陷入昏迷，锥体束征常阳性。严重者出现脑疝、呼吸衰竭。

（3）混合型：兼有上述2型的临床表现，病情极严重，病死率可高达80%。

**3. 轻型** 多见于流行后期，好发于年长儿及青少年，临床表现轻微，患者可有低热、咽痛等上呼吸道感染症状和皮肤黏膜少量细小出血点，多数可不治自愈。

**4. 评估要点** 症状评估注意询问早期是否有发热、咽痛等上呼吸道感染情况，及随后出现的突发高热、头痛、呕吐、剧烈头痛、喷射性呕吐、意识障碍等症状。护理体检注意有无皮肤黏膜瘀点、瘀斑及脑膜刺激征、锥体束征、休克体征等。检查婴幼儿时注意前囟是否隆起。注意观察生命体征、神志及瞳孔变化。

**（三）心理－社会状况**

本病起病急，病情重，短期内变化迅速，常使患者或家属感到恐惧、焦虑；败血症和休克使患者迅速出现精神萎靡。评估时注意了解患者及家属对疾病的发生、发展、流行及预防等方面的认识情况。

**（四）辅助检查**

**1. 血常规** 白细胞总数明显增加，一般在（15～30）$\times 10^9$/L左右，中性粒细胞占80%～90%。

**2. 脑脊液检查** 有压力增高，外观混浊或脓样，细胞数在1000 $\times 10^6$/L以上，以中性粒细胞为主，蛋白含量显著增高，而糖和氯化物含量明显降低。

**3. 细菌学检查** 皮肤瘀点处穿刺液或脑脊液沉渣涂片染色直接镜检，可查到脑膜炎球菌；或在使用抗菌药物前取血液或脑脊液培养脑膜炎球菌。

**4. 血清学检测** 血清或脑脊液中的脑膜炎球菌特异性抗原及血清中的特异性抗体可呈阳性。

**（五）治疗要点**

**1. 一般治疗** 呼吸道隔离，卧床休息。流质饮食，注意补充液体和电解质，保持每日尿量在1000ml以上。做好皮肤及黏膜的护理。

**2. 病原治疗** 首选青霉素，脑膜炎球菌对青霉素极敏感，大剂量注射可使脑脊液达有效杀菌浓度，每日20万～40万U/kg，分次静脉滴注，5～7日为一疗程。对青霉素过敏者可选用氯霉素、头孢菌素等抗菌药物。

**3. 对症治疗**

（1）高热：物理降温为主，必要时使用药物降温。

（2）休克：休克型流脑要迅速纠正休克，包括扩充血容量、纠正酸中毒、改善微循环、减轻毒血症状、抗DIC等治疗措施。

（3）颅内压升高：脱水剂甘露醇和利尿剂呋塞米交替使用或加糖皮质激素可迅速降低颅内压，防止脑疝。

（4）呼吸衰竭：密切观察病情，发生呼吸衰竭及时抢救，给氧，吸痰，使用山梗菜碱、二甲弗林或尼可刹米等呼吸中枢兴奋剂，必要时做气管插管或气管切开给予人工辅助呼吸。

考点提示

流脑的治疗要点。

【护理问题】

**1. 体温过高** 与脑膜炎球菌感染有关。

**2. 有皮肤黏膜完整性受损的危险** 与皮肤黏膜瘀点、瘀斑有关。

**3. 组织灌注量改变** 与内毒素导致微循环障碍有关。

**4. 潜在并发症** 颅内高压、脑疝。

【护理措施】

**（一）一般护理**

**1. 休息与隔离** 患者应卧床休息，采取舒适体位，并注意保暖。按呼吸道隔离至患者体温正常后3日，病室安静清洁，空气新鲜流通，定期紫外线消毒。

**2. 饮食护理** 给予营养丰富、清淡可口、易消化的流质或半流质饮食，鼓励患者多饮水，并协助进餐。频繁呕吐不能进食者应静脉补充营养。昏迷者给予鼻饲。

**（二）病情观察**

注意密切观察生命体征及皮肤瘀点瘀斑情况，如发现面色苍白、四肢厥冷、发绀、皮肤呈花斑状、血压下降，或瘀点、瘀斑迅速融合成片，应立即报告医生并按休克护理。如出血情况严重，血小板减少，疑有DIC者，应备好肝素和鱼精蛋白，及时按医嘱进行抗凝治疗。肝素静脉滴注时应注意滴速缓慢，并且不能和其他药物混合。必要时按医嘱输注新鲜血液、血浆和凝血酶原复合物以补充消耗的凝血因子。注意观察意识状况，发现意识障碍加重，瞳孔对光反射迟钝，双目凝视，两侧瞳孔不等大等颅内高压、脑疝征象或者呼吸快慢深浅不均，呈双吸气、叹息样等中枢性呼吸衰竭表现，应立即报告医生，遵医嘱使用脱水剂和呼吸兴奋剂。若患者呼吸停止，应配合医生气管切开、气管插管，施行人工呼吸。

直通护考

暴发型流脑病情危重，病死率高，患者、家属均可产生焦虑及恐惧心理。护士进行护理时不妥的做法是

A. 镇静，守候在患者床前　　B. 鼓励患者朋友、家人探视

C. 密切观察患者病情变化　　D. 取得患者及家属的信赖

E. 做好安慰解释工作

解析：①患者病情危重，需要保持安静、进行抢救并采取呼吸道隔离，因此鼓励患者朋友家人探视不妥；②ACDE选项均正确。选B。

（三）对症护理

1. 高热时给予物理降温，如冷敷头部及大动脉，32～36℃温水擦浴；体温过高，头痛加重者遵医嘱给予解热镇痛剂；高热反复惊厥者遵医嘱给予亚冬眠疗法。

2. 观察和评估瘀点、瘀斑的部位、大小及消长情况，加强皮肤护理。如保持床铺清洁平整和皮肤清洁干燥；保护瘀点、瘀斑部位避免受压、磨擦、搔抓等，必要时可垫气垫或空心圈；瘀斑破溃后，以生理盐水洗净局部，并涂抗生素软膏，防止继发感染。

3. 腰椎穿刺术后，脑脊液标本要注意保暖、防止污染并及时送检。患者术后应去枕平卧4～6h，预防因低颅内压引起的头痛。

（四）用药护理

遵医嘱使用有效抗菌药物，注意观察疗效及不良反应。如使用青霉素治疗，应询问过敏史并进行皮试，注意用药剂量、给药次数、间隔时间等。如使用氯霉素治疗，应密切注意有无骨髓抑制等不良反应。

（五）心理护理

向患者及家属解释流脑的症状、治疗方法及配合治疗和隔离的重要性，消除患者及家属紧张、焦虑等不良心理反应。

【健康指导】

（一）疾病知识指导

向患者及家属解释流脑的发病与流行特征，宣传流脑的护理知识和自我保健知识。遵医嘱正确用药，不能随意增减、更换或停止使用药物。患者应住院治疗，按呼吸道隔离至体温正常、症状消失后3日或不少于发病后7日。少数留有神经系统后遗症的患者，应指导其家属帮助患者进行功能锻炼和按摩等，以促进康复。

（二）疾病预防指导

开展有关预防流脑的宣传教育，如保持室内通风，流行季节尽量避免到人群密集的公共场所，6个月至15岁的易感人群应接种流脑菌苗。流行期间应重点宣讲流脑的主要临床表现、预后等，提醒社区居民在冬春季节发现小儿有感冒症状，尤其是高热、头痛、呕吐、颈项强直、皮肤瘀点等，应及时就诊。

**直通护考**

患儿，男，5岁。因发热、头痛2天入院。入院后精神萎靡，出现喷射性呕吐2次。查体：T39.5℃，前囟膨隆，右侧肢体无力。脑脊液检查：外观混浊、压力高。血常规：白细胞高，以中性粒细胞为主。

1. 该患儿可能患（　）

A. 化脓性脑膜炎　B. 高热惊厥　C. 病毒性脑膜炎　D. 病毒性脑炎

E. 结核性脑膜炎

2. 针对该患儿采取的护理措施，错误的是（　）

A. 保持病室温度在18～22℃，湿度50%～60%

B. 体温超过38.5℃时给予物理降温

C. 不能进食者给予鼻饲

D. 及时更换潮湿的衣服，脱衣时先脱患侧，再脱健侧

E. 严密观察患儿生命体征、神志、瞳孔的变化

解析：1. A患儿脑脊液外观混浊，血常规白细胞高，中性粒细胞为主提示化脓性脑膜炎。2. D为保护患侧，在给患儿更换衣服时，脱衣应先脱健侧再脱患侧，穿衣应先穿患侧再穿健侧。

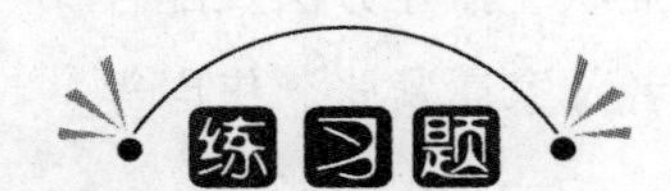


1. 流脑的传染源以哪项为主（　）

A. 无症状带菌者　B. 患者　C. 潜伏性感染者

D. 隐性感染者　E. 慢性患者

2. 流脑主要传播途径是（　）

A. 消化道传播　B. 呼吸道传播　C. 虫媒传播

D. 血液体液传播　E. 接触传播

3. 流脑败血症期的特征性表现是（　）

A. 皮肤瘀点或瘀斑　B. 皮肤荨麻疹　C. 带状疱疹

D. 皮肤瘙痒　E. 斑丘疹

4. 患儿，女，1岁，诊断为化脓性脑膜炎，因频繁抽搐急诊入院。入院时，全身肌肉痉挛，双手握拳，两眼上翻，牙关紧闭，口吐白沫，有痰鸣，头向后仰，首要的护理措施是（　）

A. 针刺人中穴

B. 密切观察体温变化

C. 立即输注抗生素控制感染

D. 静脉注射20%甘露醇防止脑水肿

E. 清除口鼻腔分泌物，保持呼吸道通畅

5. 患儿，1 岁，因化脓性脑膜炎入院，遵医嘱静脉注射 20% 甘露醇降低颅内压。错误的操作是（　）

A. 每次用药前检查药液有无结晶　B. 若有结晶需加热使其消失后再用

C. 注射时勿使药液漏到血管外　D. 不与其它药物混合推注

E. 先缓慢推注后静脉滴注

6. 流脑患者体温过高的护理措施中，下列哪项不正确（　）

A. 密切观察病情　B. 给予冰敷降温　C. 给予乙醇擦浴降温

D. 必要时给予解热镇痛剂　E. 必要时给予亚冬眠疗法

7. 10 岁女孩，突起高热、寒战，伴精神萎靡、面色苍白、口唇发绀、四肢冰冷、血压 30/0mmHg（4/0kPa），脉搏细弱，全身皮肤散在瘀斑。医生诊断为“流脑”。你认为是哪种临床类型（　）

A. 轻型　B. 普通型　C. 休克型

D. 脑膜脑炎型　E. 混合型

（张花荣）

# 第十三章 钩端螺旋体病患者的护理

**要点导航**

1. 掌握钩端螺旋体病的护理评估、护理措施及健康教育。
2. 熟悉钩端螺旋体病的护理问题。
3. 了解钩端螺旋体病的病原学特点及发病机制。

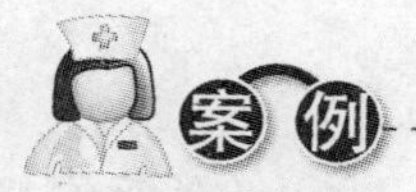


案例：男性，20 岁，农民。7 月 15 日在小河游泳后高热 3 天，伴畏寒、头痛、全身酸痛、乏力。体检：体温 39.5℃，巩膜黄染，结膜充血，腋下可见出血点。肝右肋下 1.5cm，质中。脾未触及。腹股沟有蚕豆大小淋巴结 3 个。血常规：白细胞 $16.5\times10^9$/L，中性粒细胞 0.80；尿胆红素（+），尿胆原（+），尿常规：白细胞 3～5 个/HP；血清总胆红素为 102μmol/L，丙氨酸转氨酶 250 IU/L。

问题：1. 本病最可能的诊断是什么？

2. 如何进一步确诊？

3. 护理措施是什么？

**【疾病概要】**

钩端螺旋体病简称钩体病，是由致病性钩端螺旋体所引起的一种自然疫源性急性传染病。临床表现轻重不一，轻者仅为轻微的自限性发热，重者可出现急性炎症性肝损伤、肾损伤或脑膜炎等内脏损害，严重患者可出现肝、肾衰竭、肺弥漫性出血等，危及生命。

钩端螺旋体是一种纤细的螺旋状微生物，菌体有紧密规则的螺旋，长 6～20μm，宽约 0.1μm。菌体的一端或两端弯曲呈钩状，沿中轴旋转运动，穿透能力强，革兰染色阴性，镀银染色易查见。其结构包括菌体、轴丝和外膜 3 部分，分 24 个血清群，200 多个血清型。我国有多种血清型流行，如波摩那群、黄疸出血群等。钩端螺旋体在适宜的水或湿土中可存活 1～3 个月，但抵抗力弱，对热、酸、干燥和一般消毒剂均敏感。

钩端螺旋体自皮肤、黏膜等途径侵入机体后，经小血管和淋巴管进入血液循环并在血中大量繁殖。起病一周内，形成钩端螺旋体败血症，产生钩端螺旋体毒素并引起严重中毒症状。起病 3～14 日钩体进入内脏器官如肝、肺、肾、心及中枢神经系统，致多脏器损害，出现肺出血、黄疸、肾衰竭、脑膜脑炎等。后期因机体免疫病理反应，可引起眼、中枢神经系统等的后发症。钩体病病情轻重与菌体和人体免疫状态有关，其病变基础是全身毛细血管感染中毒性损伤。

**【护理评估】**

**（一）流行病学资料**

**1. 传染源** 鼠类和猪是本病的主要传染源。黑线姬鼠、黄家鼠、褐家鼠、黄毛鼠是稻田型钩端螺旋体病的最主要传染源（南方多见）；猪是洪水型钩端螺旋体病的重要传染源（北方多见）。人带菌时间短，排菌量小，人的尿液呈酸性不适宜钩体生存，作为传染源的意义不大。

**2. 传播途径** 直接接触病原体是主要的途径。人接触带钩体动物排出的尿液污染周围环境，病原体通过皮肤、黏膜侵入人体。饮用污水或食用被鼠尿污染的食物也可能发病。

**3. 易感人群** 人对钩体普遍易感，感染后可获较强同型免疫力。多无交叉免疫力或交叉免疫力弱。新入疫区人口的发病率往往高于疫区居民，病情也较重。

**4. 流行特征** 主要流行于夏秋季，6～10 月发病最多。我国西南和南方各省多见。农民、渔民、屠宰工人、野外工作者和矿工等易感，以青壮年农民发病率较高。

**5. 评估要点** 询问有无在流行地区、流行季节（夏秋季）、病前 1～2 周接触过疫水。询问患者的职业，是否为易感人群。

**（二）身体状况**

**1. 临床表现** 本病的潜伏期多为 7～14 天。最短 2 天，最长达 28 天。典型的临床经过可分为早期、中期和后期 3 期。

（1）早期（钩体败血症期）：多数患者起病急骤，伴畏寒或寒战，体温短期内可高达 39℃左右，多为稽留热，热程约 7 天。头痛较为突出，全身肌肉酸痛，乏力显著，特别是腿软较明显。眼结膜充血，腓肠肌压痛，全身表浅淋巴结肿大，质软，有压痛，但无红肿和化脓。上述表现可归纳为“寒热、酸痛、一身软，眼红、腿痛、淋巴结大”。

（2）中期（器官损伤期）：约在起病后 3～10 日，为症状明显阶段。根据脏器损害不同可分为：①流感伤寒型。无明显器官损害，是早期临床表现的继续，经治疗热退或自然缓解，病程一般 5～10 天，此型最多见。②肺出血型。在钩体血症基础上，出现咳嗽、咳痰或咯血。临床上可分肺出血轻型与肺弥漫性出血型。肺出血轻型肺部体征不明显或能闻及少许啰音，X 线片仅显示肺纹理增多、点状或小片状阴影。肺弥漫性出血型以迅速发展的广泛肺微血管出血为特点，来势猛，发展快，可导致循环与呼吸功能衰竭，咯血进行性加剧，双肺布满湿啰音。X线片显示双肺广泛弥漫性点片状软化阴影。肺弥漫性出血是本病的主要死亡原因。③黄疸出血型。一般于病后4～8天出现进行性加重的黄疸、出血倾向和肝肾功能损害。轻型病例以轻度黄疸为主，严重病例主要损害肝和肾，可迅速因肾衰竭、肝衰竭、大出血而死亡，其中肾衰竭为主要的死亡原因。④脑膜脑炎型。出现头痛、烦躁不安，颈抵抗，凯尔尼格征、布鲁津斯基征阳性等脑膜炎的表现，以及嗜睡、神志不清、谵妄、瘫痪、抽搐、昏迷等脑炎表现，严重者可发生脑水肿、脑疝及呼吸衰竭。

（3）后期（恢复期或后发症期）：患者热退后各种症状逐渐消退，但也有少数患者退热后经几日到3个月左右，再次发热，出现症状，称后发症。较常见的有后发热、眼后发症、反应性脑膜炎、闭塞性脑动脉炎等。

**2. 评估要点** 症状评估注意询问是否有发热、头痛、全身肌肉酸痛、乏力等症状，询问热型、乏力的特点。护理体检注意有无眼结膜充血、腓肠肌压痛、全身表浅淋巴结肿大。有无咳嗽、咳痰或咯血及脑膜刺激征，有无黄疸、出血倾向和肝肾功能损害，有无后发症等。

**（三）心理－社会状况**

因突然发病常有紧张、焦虑。各型患者预后悬殊大，轻者可自愈，重者可并发肺弥漫性出血、肾衰竭等，因病情来势猛、进展快、预后差，患者可出现惊恐不安、恐惧、悲观等反应。

**（四）辅助检查**

**1. 血常规** 白细胞计数大多增高，血小板可见减少。血沉增快，持续2～3周。

**2. 尿常规** 多数患者有轻度蛋白尿，镜检可见红细胞、白细胞或管型。

**3. 病原学检查** 在发病7天内可从血液或脑脊液中分离出钩体，或应用分子生物学技术检测钩体DNA，有助于诊断。

**4. 血清学试验**

（1）显微凝集试验（MAT）：检测血清中的特异性抗体，一般在病后7～8天出现，逐渐升高，效价≥1: 400或间隔两周双份血清，效价增高4倍以上为阳性，是目前国内最常用的血清学诊断方法。

（2）酶联免疫吸附试验（ELISA）：比显微凝集试验阳性出现时间更早和更灵敏。

**（五）治疗要点**

强调“三早一就地”的治疗原则，即早发现、早诊断、早治疗及就地治疗。

**1. 病原治疗** 首选青霉素。治疗过程中患者可出现赫氏反应而加重病情，因此主张首剂青霉素不超过40万U为宜，可在2h后追加注射40万U，每日总剂量为160万U～240万U。另外，尚可应用四环素、多西环素、第三代头孢菌素、喹诺酮类等。

2. 除抗菌治疗外，应重视对症治疗和支持疗法，根据具体情况及时采取有效措施。

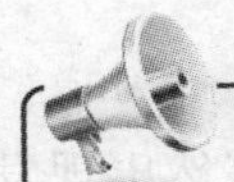


赫氏反应：是一种青霉素治疗后的加重反应，多在首剂青霉素后半小时至4h发生，是因为大量钩体被青霉素杀灭后释放毒素所致，当青霉素剂量较大时，容易发生，表现为突发寒战、高热，头痛、全身痛，心率和呼吸加快，原有症状加重，持续半小时至1h，可诱发肺弥漫性出血。故用青霉素治疗钩体病时，宜首剂小剂量和分次给药。

【护理问题】

**1. 体温过高** 与钩体毒血症有关。

**2. 急性疼痛，肌肉酸痛** 与毒血症及肌肉损害有关。

**3. 气体交换受损** 与肺弥漫性出血有关。

**4. 潜在并发症** 呼吸衰竭、循环衰竭、肝衰竭、急性肾衰竭等。

【护理措施】

**（一）一般护理**

**1. 休息与活动** 各型患者均应卧床休息，应协助做好生活护理，不宜搬动患者以免加重疼痛或诱发大出血；恢复期不宜过早活动，待临床症状完全消失后方可下床活动，并逐渐增加活动量和活动时间。

**2. 饮食** 给予易消化的高热量、高维生素、低脂、适量蛋白的饮食，禁食粗糙及刺激性食物，以免诱发或加重胃肠道出血，鼓励患者多饮水，以补充足够液体。

**（二）病情观察**

重点监测呼吸、脉搏、血压、神志等。若患者突然出现烦躁不安，面色苍白，呼吸急促等表现，提示肺弥漫性出血；如皮肤、巩膜黄染提示肝功能受损；出现少尿、无尿提示肾功能受损。严格记录24h出入量。在应用青霉素后密切观察是否发生赫氏反应。在恢复期要注意观察是否出现后发症。

**（三）对症护理**

**1. 高温护理** 采用冰枕、冰帽、冰敷等物理降温为主，有皮肤出血倾向者，严禁乙醇擦浴。

**2. 疼痛护理** 局部肌肉疼痛者可用热敷，每次15min，每天3～4次，明显头痛伴肌肉痛者可遵医嘱给予解热镇痛药。

**3. 肺弥漫性出血护理** 密切观察病情变化，及时发现肺弥漫性出血的先兆，如出现面色苍白、气促时，应立即报告医师。保持患者安静，避免一切不必要的检查和操作，禁止随意搬动患者。咯血时需保持侧卧位或平卧位头偏向一侧，防止血液堵塞呼吸道，并用吸痰器吸尽气道内积血。遵医嘱给予氧气吸入。准备好气管切开包，必要时行气管切开。遵医嘱给予镇静剂、氢化考的松、强心药物。输液速度控制在每 min

1ml 以内。

**（四）用药护理**

遵医嘱使用抗生素，应用青霉素后注意观察有无赫氏反应的发生，如突然出现发冷、寒战、高热等表现应立即报告医师并及时配合处理。

**（五）心理护理**

及时发现病情变化并及时处理，增强患者的安全感和信任感。大多患者症状比较严重，患者有巨大的心理压力，应给患者更多的关心和沟通，让患者正确认识疾病，积极配合治疗和护理。向患者和家属介绍疾病的有关知识，帮助其建立康复信心，减轻或消除紧张和焦虑情绪。

**【健康指导】**

**（一）疾病知识指导**

指导患者出院后仍需避免过劳，加强营养，如在半年内出现视力障碍、发音不清、肢体运动障碍，可能是钩体病“后发症”，应及时就诊。

**（二）疾病预防指导**

宣传钩体病的预防知识，钩体病的预防和管理需采取综合措施。消灭动物宿主重点在灭鼠，对受感染并排泄病原体的家畜，特别是猪、牛、羊等要给予隔离和治疗，并加强对饲养场所及排泄物的管理。对污染的水源或积水，可用含氯石灰或其它有效药物进行消毒。同时应加强个人防护，减少和防止不必要的疫水接触，以切断传播途径。在流行季节前 1 个月预防接种钩体多价菌苗，在接触疫水期间，可口服多西环素，对高度怀疑已受钩体感染者，可用青霉素肌内注射，以预防发病。

**考点链接**

男，28岁，诊断为钩体病。接受苄星青霉素40万U首剂注射后2h，突然出现畏寒、寒战、体温骤升等症状，下列护理措施不正确的是（　）

A. 物理降温　　B. 立即使用镇静药　　C. 应用激素
D. 加大青霉素剂量　　E. 严密观察病情变化

解析：该患者发生了赫氏反应，处理措施是采取镇静、应用激素、物理降温、纠正酸中毒、强心、抗休克等。不宜加大青霉素剂量。答案D。

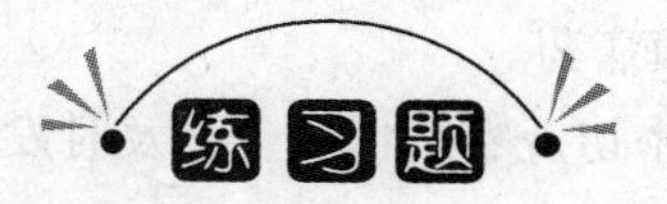


1. 钩端螺旋体侵入人体最常见的部位是（　）

A. 皮肤及黏膜　　B. 胃肠道　　C. 血液　　D. 胎盘　　E. 生殖道

2. 对于钩体病，下列哪项说法是错误的（　）

A. 本病是动物源性传染病

B. 主要传染源是黑线姬鼠和猪等

C. 脑动脉炎是后发症之一

D. 肾衰竭是本病主要死亡原因之一

E. 其发病是由于螺旋体对血管的直接损伤

3. 男性，30 岁，农民。高热伴畏寒、头痛、身痛、乏力 3 天。查体：体温 39.5℃，巩膜黄染，结膜充血，腋下可见出血点。肝右肋下 1.5cm，质中。脾未触及。腹股沟有蚕豆大小淋巴结 3 个。目前患者最主要的护理问题是（　）

A. 体温过高与钩体败血症有关

B. 体温过高与出血热病毒血症有关

C. 体温过高与乙脑病毒感染有关

D. 体温过高与流感病毒感染有关

E. 体温过高与甲型肝炎病毒感染有关

（杨大宇）

# 第十四章 疟疾患者的护理

要点导航

1. 掌握疟疾的护理评估、护理措施及健康教育。
2. 熟悉疟疾的护理问题。
3. 了解疟疾的病原学特点及发病机理。

案例：男，35岁，今夏去云南西双版纳旅游5天，有蚊虫叮咬史，半月后因寒战高热而就医，高热时可达40℃，高热前寒战盖棉被，高热2h后大汗淋漓，次晨热退，如此反复7天。护理体检：体温40.2℃、脉搏115次/min、呼吸26次/min、血压115/75mmHg（15.3/10.0kPa）。意识清醒，脾大。实验室检查：WBC $11\times10^9$/L、N 82%，HB 60g/L；血涂片见间日疟原虫。

问题：1. 该患者的医疗诊断及诊断依据是？

2. 主要的护理问题？

3. 主要的护理措施有？

4. 你如何对患者及家属进行健康教育？

【疾病概要】

疟疾是疟原虫经按蚊叮咬传播的急性传染病，临床特点为间歇性周期性发作的寒战、高热、大汗，继之缓解，可有脾大及贫血等体征。

寄生于人体的疟原虫有四种，即间日疟原虫、三日疟原虫、恶性疟原虫和卵形疟原虫。疟原虫的发育过程分人体内和蚊体内两个阶段，在人体内进行无性繁殖，在按蚊体内进行有性生殖，故人类是中间宿主，蚊是终末宿主。

四种疟原虫的生活史相似，参见图14－1。

疟原虫在人体内的发育：当蚊虫叮咬人时，子孢子随按蚊唾液注入人体，30min后在肝细胞内进行裂体增殖而成为裂殖体，约6～12天后肝细胞肿胀破裂，释放出大量裂殖子，裂殖子入血后侵入红细胞或被吞噬细胞吞噬，侵入红细胞后发育成小滋养体（环状体）、大滋养体、裂殖体、裂殖子，使被寄生的红细胞胀破后释放出裂殖子、疟色素和代谢产物，引起临床症状。大部分裂殖子被吞噬细胞消灭，小部分侵入其他红细胞重复上述裂体增殖，引起临床上周期性发作症状。因疟原虫在红细胞内裂体增殖所需的时间不同，故发作周期不同，间日疟和卵形疟的周期为48h，三日疟为72h，恶性疟为36～48h。间日疟和卵形疟有速发型子孢子和迟发型子孢子两种表现型。速发型子孢子潜伏期短，约12～20日；迟发型潜伏期长达6个月以上，要经过一段休眠状态后才发育成熟，是疟疾复发的根源。

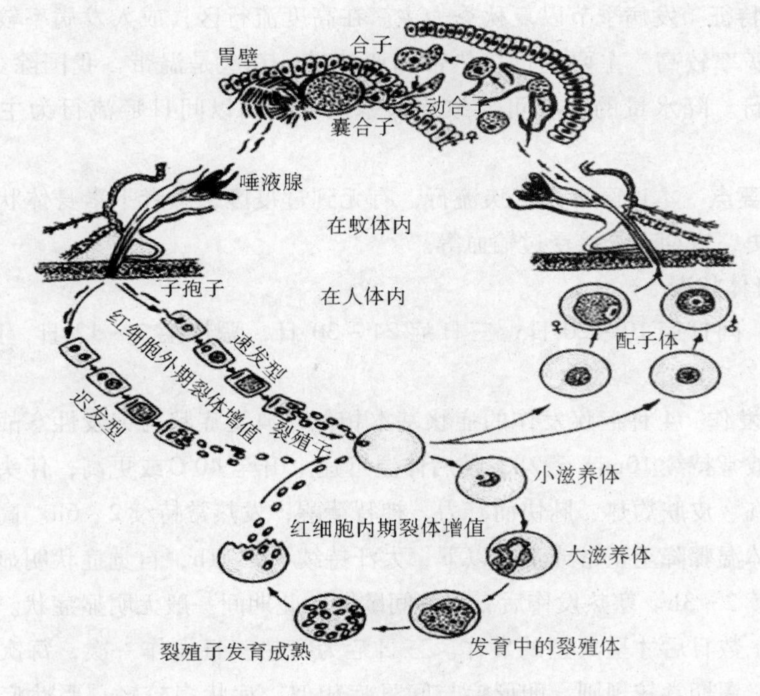


图14－1　疟原虫的生活史

疟原虫在蚊体内的发育：裂殖体增殖3～4代后，部分裂殖子分别发育成雌、雄配子体，雌、雄配子体被雌蚊吸入胃内，进行交配后，发育成合子，继之成为动合子，动合子穿过蚊胃壁发育成囊合子。囊合子发育成孢子囊，内含成千上万个子孢子，子孢子从孢子囊逸出，进入蚊唾液腺内。当蚊叮咬人时，子孢子随唾液侵入人体。

疟原虫在肝细胞和红细胞内增殖时并不引起症状，当红细胞被裂殖体胀破后，大量裂殖子、疟色素和代谢产物及变性血红蛋白进入血流，才引起寒战、高热。反复多次的疟疾发作，使红细胞遭到大量破坏，可产生贫血。反复发作或重复感染使机体获得一定免疫力，故血中虽仍有疟原虫增殖，但可不出现间歇性疟疾发作而成为带疟原虫者。疟原虫在人体中增殖多在周围血中进行，引起强烈的吞噬反应，致单核－巨噬细胞系统显著增生，表现为肝、脾大，以脾大为主，骨髓也有增生，周围单核细胞增多。

【护理评估】

（一）流行病学资料

**1. 传染源** 疟疾患者和无症状带虫者。

**2. 传播途径** 经蚊虫叮咬皮肤为主要传播途径。我国主要为中华按蚊，极少数患者因输入带疟原虫的血液后发病。

**3. 人群易感性** 人群普遍易感。感染后可获得一定免疫力，但不持久。各型疟疾之间无交叉免疫性，经反复多次感染后，再感染则症状较轻或无症状。

**4. 流行特征** 发病季节以夏秋季为主。在高度流行区，成人发病率较低，儿童和外来人口发病率较高。主要流行在热带和亚热带，其次是温带，我国除少数地区外，均有疟疾流行。降水量的改变可导致疟疾暴发。我国以间日疟流行为主，其次为恶性疟。

**5. 评估要点** 本地区有无疟疾流行，有无到过疫区，患者平素身体状况，近年有无疟疾发作史，近期有无接受过输血等。

（二）身体状况

潜伏期：间日疟 10 ~ 20 日，三日疟 24 ~ 30 日，恶性疟 7 ~ 12 日，卵形疟 13 ~ 15 日。

**1. 典型发作** 4 种疟疾发作的症状基本相似，典型症状为突发性寒战、高热和大量出汗。寒战常持续 10min 至 2h，随后体温迅速上升至 40℃或更高，伴头痛、周身酸痛、面色潮红、皮肤灼热、脉快而有力，神智清醒，发热常持续 2 ~ 6h。高热后期全身大汗淋漓，体温骤降至正常或正常以下，大汗持续 0.5 ~ 1h，自觉症状明显缓解，但疲乏明显，持续 2 ~ 3h。寒热发作后有缓解间歇期，此期间一般无明显症状。初发时，发热常不规则，数日后才呈典型的发作。三日疟为寒热三日发作一次，每次发作时间较间日疟略长，周期常较规则。卵形疟与间日疟相似，症状多较轻。恶性疟临床表现多样化，严重者可致凶险发作。反复多次发作造成大量红细胞破坏，可出现不同程度的脾大和贫血，恶性疟疾贫血较明显。

**2. 凶险发作** 多由恶性疟引起，常见类型有：①脑型。急起高热、剧烈头痛、呕吐、谵妄和抽搐等。严重者可因发生脑水肿、呼吸衰竭而死亡。②过高热型。持续高热可达 42℃，烦躁不安、谵妄，继之昏迷、抽搐，可在数 h 内死亡。③厥冷型。患者肛温在 38 ~ 39℃以上，软弱无力、皮肤苍白或轻度发绀、体表湿冷，常有频繁呕吐、水样腹泻，继而血压下降、脉搏细弱，多死于循环衰竭。④胃肠型。患者伴有腹泻，初为黏液水便，每天数十次，后可有血便，呈柏油样，伴下腹痛或全腹痛，但腹部压痛不明显。重者死于休克和肾衰竭。

**3. 再燃和复发** 4 种疟疾都有发生再燃的可能性，再燃由血液中残存的疟原虫引起，多见于病愈之后的 1 ~ 4 周内，可多次出现。复发由迟发型子孢子引起，于初病痊愈数月后再次发作，其发作与初发相似，但症状较轻。一般在初次病发后2~3月内出现复发称为近期复发，经3月以上的称为远期复发。

**4. 输血型疟疾** 潜伏期7~10天，因无肝内迟发型子孢子，仅有红细胞内期，故治疗后无复发。

**5. 并发症** 黑尿热是恶性疟疾的严重并发症，又称溶血尿毒综合征。主要表现为急起寒战、高热、腰痛、酱油样尿、急性贫血与黄疸，严重者可发生急性肾衰竭。

**6. 评估要点** 症状评估注意询问发病季节，病前是否有蚊虫叮咬史，突发寒战、高热和大量出汗的发作时间、发作规律及伴随症状。护理体检注意有无肝脾大等情况，有无凶险发作及并发症的表现。

**（三）心理－社会状况**

患者常因高热、大量出汗，全身酸痛等出现情绪低落、烦躁。病情加重，出现并发症时，可有精神紧张，焦虑、甚至恐惧等心理反应。

**（四）辅助检查**

**1. 血常规** 白细胞正常或减少，大单核细胞增多，多次发作后红细胞和血红蛋白可下降。

**2. 疟原虫检查**

（1）血液涂片：血涂片染色查疟原虫是确诊的最可靠方法，应在寒战或发热初期采血。

（2）骨髓穿刺涂片：染色查疟原虫阳性率高于外周血涂片。

**3. 血清学检查** 血清特异性抗体在感染后3~4周才出现，常用于疟疾的流行病学调查。

**（五）治疗要点**

治疗原则为抗疟治疗，对症治疗，防治并发症。抗疟治疗：①对氯喹敏感的疟疾发作选用氯喹和伯氨喹治疗。②耐氯喹疟疾发作的治疗，可用甲氟喹、磷酸咯萘啶、青篙素衍生物等治疗。③凶险型疟疾发作的治疗，可用氯喹、奎宁、青篙素酯、磷酸咯萘啶等治疗。

**【护理问题】**

**1. 体温过高** 与疟原虫感染，大量致热源释放入血有关。

**2. 有意识障碍的危险** 与凶险性疟疾发作有关。

**3. 活动无耐力** 与红细胞破坏导致贫血、大量出汗等有关。

**4. 潜在并发症** 黑尿热、呼吸衰竭、急性肾衰竭。

**【护理措施】**

**（一）一般护理**

**1. 隔离与休息** 对患者实施虫媒隔离措施。发作期卧床休息，间歇期增加休息时间，以减少机体能量的消耗。

**2. 饮食护理** 给予高营养饮食，发热期进流质、半流质饮食，提供足够的水分，间歇期给予高热量、高蛋白、高维生素饮食和富含铁质的食物，以补充消耗，纠正贫血。

**（二）病情观察**

密切观察生命体征、神志和瞳孔的变化，注意体温的升降及热型情况；有无急性溶血；观察有无呕吐、头痛，有无颅内高压、脑膜刺激征和黑尿热的表现；记录24h出入液量，监测生化指标变化，及时发现肾衰竭。

**（三）用药护理**

抗疟药不良反应较多，用药过程中应注意观察。①口服氯喹可引起胃肠道反应、头晕、皮肤瘙痒及心律失常等，嘱患者饭后服用，可减少对胃肠道的刺激。②奎宁的主要不良反应有食欲减退、疲乏、头晕、耳鸣，流产等。③静脉滴注氯喹和奎宁时应控制在40～50滴/min为宜，因其可致血压下降、心脏传导阻滞，严重者出现心脏骤停等反应。④口服伯氨喹时应嘱患者多饮水，注意有无寒战、高热、腰痛、酱油色尿、贫血、黄疸等急性血管内溶血反应，一旦出现立即报告医师，积极配合处理。

**（四）对症护理**

**1. 发热的护理** 发热期给予物理降温，温度过高可遵医嘱给阿司匹林类退热药。大汗期后给温水擦浴，及时更换衣服及床单，避免着凉，并应多饮水防止虚脱。缓解间歇期应保证患者安静休息，以恢复体力。

**2. 对意识障碍的护理** 对凶险发作有惊厥、昏迷时，应注意保持呼吸道通畅，并按惊厥、昏迷常规护理。

**（五）黑尿热的护理**

1. 密切观察患者生命体征的变化，记录24h出入量，检测血生化指标，及时发现肾衰竭。

2. 立即停用奎宁、伯氨喹啉等诱发溶血反应、导致黑尿热的药物。

3. 遵医嘱应用氢化可的松、5%碳酸氢钠等药物，以减轻溶血和肾损伤。保持每天3000～4000ml液体入量，尿量1500ml。

4. 给予持续吸氧。

5. 应严格卧床到急性症状消失，减少不必要的搬动，避免诱发心衰。

6. 贫血严重者，遵医嘱配血，少量多次输新鲜全血。

**【健康指导】**

**（一）疾病知识指导**

对患者进行疾病有关知识教育。告知患者和家属坚持服药、定期随访，以求彻底治愈。反复发作时速到医院复查。凡两年内有疟疾病史，血中查到疟原虫或脾大者，均应在春季或流行高峰前一个月进行抗复发治疗。

**（二）疾病预防指导**

宣传防蚊、灭蚊的作用，在有蚊季节正确使用蚊帐，户外活动时使用防蚊剂；消除积水，根除蚊子孳生场所；流行季节进入疫区的易感人群，酌情选用药物预防，强调抗复发治疗及进行预防性服药的重要性；疟疾病愈未满3年者，不得输血给他人。

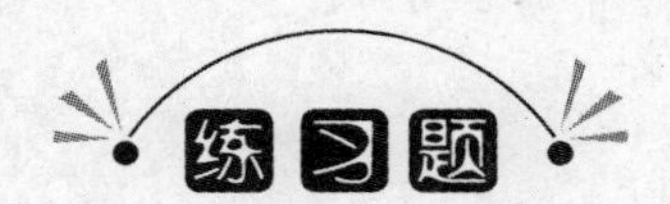

1. 按蚊在疟原虫生活史中是（　）

A. 中间宿主　　B. 第一中间宿主　　C. 第二中间宿主

D. 终末宿主　　E. 储存宿主

2. 脑型疟疾与中毒性菌痢鉴别的主要点是（　）

A. 季节　　B. 年龄　　C. 症状

D. GSF 变化　　E. 肛拭或灌肠检查

3. 下列哪种药物能引发黑尿热（　）

A. 伯氨喹啉　　B. 氯喹　　C. 乙胺嘧啶

D. 甲氟喹　　E. 阿莫地喹

4. 对恶性疟疾患者护理措施不当的是（　）

A. 密切观察患者生命体征的变化

B. 大汗期后及时更换衣服床单

C. 保持呼吸道通畅

D. 对体温过高者给予适当降温措施，使体温控制在38℃以下

E. 高热是疟疾的自然症状，无需特殊处理

（柴玉艳）

# 第十五章 阿米巴病患者的护理

要点导航

1. 掌握阿米巴病的护理评估、护理措施及健康教育。
2. 熟悉阿米巴病的护理问题。
3. 了解阿米巴病病原学特点及发病机制。

案例：男，30岁，农民，因腹痛、腹泻半月入院。右下腹隐痛，无发热，大便4～8次/日，便量多，为暗红色，有腥臭味，肉眼可见血液及黏液。粪便镜检：WBC10～15个/HP，RBC满视野。

问题：1. 该患者可能发生了什么？

2. 当前最主要的护理问题是什么？

3. 接诊时你如何护理？

4. 你如何对人群进行预防指导。

**【疾病概要】**

阿米巴病是由溶组织内阿米巴感染人体引起的一种寄生虫病。按病变部位可分为肠阿米巴病（包括阿米巴痢疾、肠炎、阿米巴肿、阿米巴性阑尾炎等）和肠外阿米巴病（包括阿米巴肝、肺、脑脓肿及皮肤阿米巴等）。其中以肠阿米巴病为主，肠外阿米巴病最常见的是肝阿米巴病，表现为肝脓肿。

溶组织内阿米巴有滋养体及包囊两种形态。滋养体期是摄食、活动和增殖的生活史阶段，包囊期是具有保护性外壁的生活史阶段。

滋养体是溶组织内阿米巴的致病形态，自包囊逸出后寄生于大肠肠腔或肠壁，以大肠内容物包括细菌为养料，进行分裂繁殖。滋养体抵抗力甚弱，在室温下数小时内死亡，遇稀盐酸则在数分钟内死亡。滋养体在适当条件下能侵袭与破坏组织，造成结肠病变，引起临床症状，所以滋养体是溶组织内阿米巴的侵袭型，因其在体外很快死亡，即使进入消化道也很快被胃酸破坏，故无感染能力。

包囊是溶组织阿米巴的感染形态，外界抵抗能力强，在大便中能存活2周以上，在水中能存活5周，能耐受常用化学消毒剂的作用。但对热和干燥较敏感，加热至50℃几分钟即死。包囊可随粪便排到外界。人若吞食被包囊污染的食物或水即造成感染。包囊被吞食后，不受胃酸破坏，经胃达回肠。由于小肠碱性消化液的作用及虫体的活动，含有四核的虫体从囊壁逸出。虫体又经一系列的复杂变化后，分裂为四个至八个小滋养体，定居于盲肠和结肠近端，重复其生活过程。原虫进入门静脉至肝脏可引起肝炎或肝脓肿，当肝脓肿破裂时可导致脓胸，膈下脓肿或其他并发症。病变好发部位是盲肠、升结肠和直肠。

**【护理评估】**

**（一）流行病学资料**

**1. 传染源** 慢性患者、恢复期患者及健康的“排包囊者”为本病的传染源。急性患者，当其粪便中仅排出滋养体时，不是传染源。

**2. 传播途径** 经口感染是重要传播途径。阿米巴包囊污染食物和水，人摄入被包囊污染的食物和水而感染。苍蝇、蟑螂可起机械传播作用。

**3. 人群易感性** 人群普遍易感，感染后不产生保护性抗体，故重复感染的机会较多。

**4. 流行特征** 溶组织内阿米巴病遍及全球，在热带、亚热带、温带地区，发病较多，以秋季为多，夏季次之。发病率农村高于城市，男性多于女性，成年人多于儿童，幼儿患者很少，可能与吞食含包囊食物机会的多少有关。

**5. 评估要点** 发病前有不洁饮食史或与慢性腹泻患者密切接触史。有类似阿米巴临床症状，粪便中检测到阿米巴滋养体和包囊。

**（二）身体状况**

潜伏期一般为3周，亦可短至数天或长达数年。

**1. 临床表现** 分为轻型、普通型、暴发型和慢性型4型。

（1）轻型：无症状或临床症状较轻，多于粪检时查到包囊。

（2）普通型：表现为结肠直肠炎，全身症状较轻，无发热。以腹痛、腹泻开始。典型者为黏液脓血便，果酱样，腥臭；多无里急后重，腹痛和腹部压痛常局限于右下腹，粪便只能检到滋养体，而无包囊。

（3）暴发型：起病急，全身中毒症状重。粪便呈水样或血水样，奇臭。伴呕吐、腹痛、里急后重，腹部压痛。可有脱水、

**考点链接**

阿米巴痢疾最严重的并发症是（ ）

A. 肠出血 B.穿孔性膜腹炎

C. 肝脓肿 D.阑尾炎

E.结肠肉芽肿

解析：①肠内并发症：肠出血、肠穿孔、结肠肉芽肿等。②肠外并发症：阿米巴肝脓肿最常见。最严重的是肠穿孔。答案B

电解质紊乱，甚至休克。易出现肠穿孔及肠出血等并发症。

（4）慢性型：常因疲劳、饮食不当、受寒等诱发，腹痛、腹泻或便秘交替出现，大便呈黄色糊状，带少量黏液及血，腐臭，可检出滋养体和包囊。

**2. 并发症**

（1）肠内并发症：肠出血、肠穿孔、结肠肉芽肿及肛周瘘管等，以肠穿孔最为严重。

（2）肠外并发症：阿米巴肝脓肿最常见，其次发生在肺、脑和泌尿生殖系统等部位。

**3. 评估要点** 症状评估注意询问起病的缓急，腹痛的部位、性质；腹泻的次数、量，粪质的特点，是否为黏液脓血便或果酱样，有无腥臭，有无里急后重、发热等。护理体检注意有无右下腹压痛等。

**（三）心理－社会状况**

出现肠出血、肠穿孔、弥漫性腹膜炎等并发症和复发时，患者会现出现焦虑、紧张甚至恐惧等心理。

**（四）辅助检查**

**1. 血常规** 白细胞总数和分类正常，继发感染时可升高。

**2. 粪便检查** 是确诊的主要方法。粪便含血及黏液，腥臭味浓；慢性患者新鲜标本直接涂片找到包囊、急性患者有活力的滋养体可以确诊。

**3. 乙状结肠镜检查** 如粪检阴性，可采用乙状结肠镜检查。溃疡常较表浅，覆有黄色脓液，溃疡边缘略突出，稍见充血，自溃疡面刮取材料作显微镜检查，发现病原体的机会较多。

**4. 影像学检查** B超、CT及MRI检查可确定阿米巴肝脓肿的部位、大小、数目，有助于穿刺、手术引流定位、与肝癌的鉴别等；脓肿穿刺如能抽出棕褐色脓液，可确诊。

**（五）治疗要点**

治疗原则为抗阿米巴治疗，控制继发感染，防治并发症。

（1）病原治疗：抗阿米巴治疗首选硝基咪唑类如甲硝唑、替硝唑、奥硝唑等，对阿米巴滋养体有强大杀灭作用。二氯尼特（又名糠酯酰胺），是目前最有效的杀包囊药物。

（2）对症治疗：应用颠茄、阿托品解痉剂，合并细菌感染时，加用抗生素。

（3）处理并发症：肝阿米巴病在应用抗阿米巴病药物治疗的同时，对3～5cm肝脓肿，应做穿刺引流。对内科治疗无效或已穿破的阿米巴肝脓肿行手术治疗。

**【护理问题】**

**1. 腹泻** 与肠道感染有关。

**2. 营养失调，低于机体需要量** 与进食减少、肠吸收功能下降、消耗增多有关。

**3. 急性疼痛，腹痛、肝区痛** 与肠道阿米巴感染，肝脏坏死、液化、脓肿形成有关。

**4. 潜在并发症** 阿米巴肝脓肿、肠出血、肠穿孔。

**【护理措施】**

**（一）一般护理**

实施消化道隔离措施，患者的粪便应进行无害化处理。保证休息，减少消耗。急性期应卧床休息，腹泻症状明显时给予流质饮食，症状改善后应加强营养，给予高营养、高维生素、易消化的少渣食物，注意避免刺激性、高糖食物。

**（二）病情观察**

观察患者营养状况和生命体征，尤其是体温变化。肠阿米巴患者注意观察大便次数、量、性状的变化，有无脱水和休克征兆；有无肠出血和突发腹痛、腹肌紧张、压痛等肠穿孔表现。肝阿米巴患者观察肝区压痛、叩击痛和肝大的变化，有无咳嗽、气急、局部软组织水肿、腹膜刺激征等脓肿向周围组织穿破的征兆。一旦发现，及时报告医师，并积极配合处理。

**（三）对症护理**

**1. 腹泻** 腹泻严重时遵医嘱补液，纠正水、电解质紊乱，频繁腹泻伴明显腹痛时，行腹部热敷或遵医嘱给予阿托品等抗胆碱药。

**2. 肝区痛** 取左侧卧位或其他较为舒适的卧位避免肝脏受压，减轻肝区疼痛。必要时遵医嘱给予镇定剂和止痛剂。

**（四）用药护理**

抗阿米巴药物不良反应主要为腹痛、腹泻、恶心、口中金属味、碘过敏反应、皮疹、致畸、共济失调等。嘱患者饭后服药以减轻不良反应，服药期间应禁酒，妊娠3个月以内和哺乳期妇女禁用。

**（五）心理护理**

主动、耐心向患者介绍疾病的有关知识，说明疾病的可治性，鼓励患者积极配合治疗，经常参加有意义的集体活动，消除紧张、焦虑和恐惧的心理。

**【健康指导】**

**（一）疾病知识指导**

严格执行消化道隔离措施，患者的粪便应进行无害化处理，症状消失后连续做3次粪便检查，滋养体或包囊均为阴性方可解除隔离。向患者及家属介绍阿米巴病的感染过程、临床经过、常见并发症等知识，嘱患者遵医嘱坚持用药，不能随意增减或自行停药；向患者及家属讲解治疗期间应加强营养、防止暴饮暴食、劳逸结合。出院后3个月内应定期检查大便，追踪疗效，观察有无复发。

**（二）疾病预防指导**

养成良好卫生习惯，饭前便后要洗手，不吃未洗净或未煮熟的蔬菜；搞好环境卫生，消灭苍蝇和蟑螂，防止病从口入；保护水源，加强粪便管理，避免食入污染的食物和水；对从事餐馆业工作的人员定期体检，发现慢性患者和排包囊者应立即停止工作同时给予治疗，确诊痊愈后方能恢复饮食业工作。

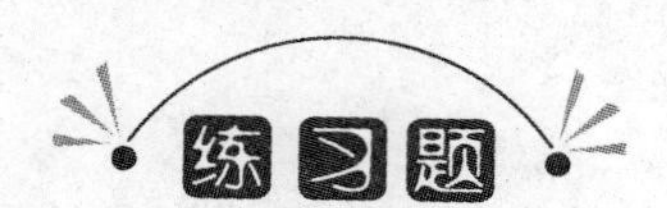


1. 溶组织内阿米巴的致病型（　）
   A. 大滋养体　B. 小滋养体　C. 包囊　D. 裂殖体　E. 配子体
2. 溶组织内阿米巴的感染型（　）
   A. 大滋养体　B. 小滋养体　C. 包囊　D. 裂殖体　E. 配子体
3. 杀灭肠内外各型溶组织内阿米巴原虫的首选药物是（　）
   A. 氯喹　B. 依米丁　C. 甲哨唑　D. 吡喹酮　E. 喹碘仿
4. 关于阿米巴痢疾的临床表现下列哪项不正确（　）
   A. 无症状型为感染后最多的一型
   B. 肠阿米巴病的确诊依赖粪便中找到病原体
   C. 暴发型抢救不及时，可于2周内因毒血症或并发症而死亡
   D. 慢性型久病者常伴有贫血、消瘦、肝大及神经衰弱等
   E. 肠外并发症的发生与病变的轻重有关
5. 男，30岁，农民，腹痛、腹泻半个月，大便4～8次/日，量多，暗红色，有腥臭，肉眼可见血液及黏液，无发热，右下腹隐痛。大便镜检：WBC +/HP，RBC + + +/HP，最可能的诊断是（　）
   A. 急性菌痢　B. 血吸虫病　C. 弯曲菌肠炎　D. 阿米巴痢疾
   E. 慢性非特异性溃疡性结肠炎
6. 男，35岁，发热36天，体温37～38℃，伴右上腹疼痛，盗汗，消瘦明显。体查：右下肺呼吸音减弱，局部皮肤水肿，肝肋下3cm，有压痛及叩痛。血常规：Hb 100g/L，WBC $12\times10^9$/L，N 0.80，L 0.20。2年前有慢性腹泻史。最可能的诊断是（　）
   A、阿米巴肝脓肿　B. 细菌性肝脓肿　C. 肺脓肿
   D. 肝癌　E. 肺结核

（杨大宇）

# 第十六章 血吸虫病患者的护理

**要点导航**

1. 掌握血吸虫病的护理评估、护理措施及健康教育。
2. 熟悉血吸虫病的护理问题。
3. 了解血吸虫病的病原学特点及发病机制。

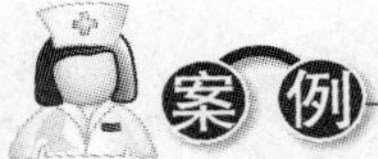


男，30岁，因“呕血、黑便2天”入院。患者腹泻4月余，时有低热、腹痛，排便带血性黏液。2天前排柏油样便，呕鲜血。半年前在水田插过秧。

护理体检：体温37.8℃，脉搏90次/分，血压107/65mmHg（14.2/8.66kPa）。精神差，消瘦，乏力。肝脾轻度大伴压痛。

实验室检查：Hb110g/L，WBC11×$10^9$/L，嗜酸性粒细胞18%；B超肝区回声分布不均匀、增强增粗，呈光条、光斑、光带样表现，门、脾静脉增宽；直肠黏膜活检血吸虫卵（+）。

问题：1. 患者的医疗诊断及诊断依据？

2. 主要的护理问题？

3. 应采取的护理措施？

4. 如何对人群进行健康教育？

**【疾病概要】**

血吸虫病是由血吸虫属的血吸虫寄生于人体引起感染的疾病。寄生于人体的血吸虫主要有日本血吸虫、曼氏血吸虫、埃及血吸虫。日本血吸虫是我国流行的唯一一种人体血吸虫病，急性期患者主要表现为发热、腹痛、腹泻或脓血便、肝大与压痛，血中嗜酸性粒细胞显著增多。慢性期以肝脾大或慢性腹泻为主，晚期发展为血吸虫性肝硬化。因日本血吸虫动物宿主多，成虫寿命长（一般2~5年），中间宿主钉螺不易控制等，感染后引起的病情重，防治难度大。

日本血吸虫成虫雌雄异体，常雌雄合抱寄生于人体或哺乳动物的门脉系统，雌虫在肠黏膜下层静脉末梢内产卵。部分虫卵破坏肠黏膜进入肠腔，随粪便排出体外。排出体外的虫卵入水后在适宜温度（25～30℃）下孵出毛蚴，毛蚴钻入中间宿主钉螺体内发育成尾蚴，尾蚴自螺体内逸出在水面游动，当人或其他哺乳动物接触疫水时，尾蚴从皮肤、黏膜迅速钻入宿主体内，脱去尾部成为童虫，童虫经毛细血管或淋巴管至静脉系统，随血液循环经右心、肺、左心到达肝脏，肝内门静脉的童虫约30天发育成为成虫，雌雄合抱逆血流移行至肠系膜静脉，交配产卵。自尾蚴经皮肤感染到成虫交配产卵一般需30天左右。成虫可在人体内存活2～3年，长者可达30年以上。

血吸虫发育的不同阶段可引起人体的一系列免疫反应，其中以虫卵的作用最为突出。日本血吸虫的病理改变主要由虫卵沉积引起，病变以肝和结肠最为显著。肝脏早期充血肿胀，表面可见虫卵结节，晚期出现典型干线状纤维化。病情进一步发展可导致血吸虫性肝硬化，引起门静脉高压。结肠病变以直肠、乙状结肠、降结肠为最重。急性期黏膜充血水肿，有浅表溃疡；慢性期可有息肉样增生和结肠狭窄。

**【护理评估】**

**（一）流行病学资料**

**1. 传染源**　患者是主要传染源，在湖沼地区耕牛也是重要传染源。其他家畜或野生动物如羊、猪、狗、猫、鼠等被感染后也可传播本病。

**2. 传播途径**　接触传播是主要的传播方式，造成传播必须具备3个条件：虫卵随粪便入水、钉螺孳生和人畜接触疫水。

**3. 人群易感性**　普遍易感，感染者以农民、渔民为主。感染后可获得一定免疫力，但不持久，可反复感染。

**4. 流行特征**　本病感染季节多为夏秋季。在我国主要分布在长江中下游及长江流域以南地区。根据地形、地貌、钉螺生态及流行特点，流行区可分为湖沼、水网和山丘三种类型，以湖沼区疫情最重。

**5. 评估要点**　该区域是否为血吸虫病疫区，有无接触过疫水，身体状况，有无慢性病史。

**（二）身体状况**

潜伏期一般为23～73天，平均40天。临床表现复杂多样，根据感染程度、时间、部位和病程不同，可分为急性、慢性、晚期和异位血吸虫病。

**1. 临床表现**

（1）急性血吸虫病：起病多较急，常为初次重度感染，以全身症状为主。患者有明确的疫水接触史，尾蚴侵入部位可出现尾蚴型皮炎，表现为红色丘疹或疱疹，奇痒，约3～5天消退。①发热。患者均有发热，热度高低、期限与感染程度成正比。体温一般在38～40℃之间，热型以间歇热最常见，弛张热及不规则热次之，一般无明显毒血症症状。发热期限大多为一个月，重型患者可长达数月，并伴有严重贫血、消瘦、浮肿等。②消化道症状。食欲减退，可伴恶心、呕吐、腹痛、腹泻。腹泻每日3~5次，粪便稀薄，严重者为脓血便，可出现腹膜刺激征。也可有腹腔积液形成。粪检易发现虫卵。③过敏反应。荨麻疹较常见，广泛分布于全身或仅限于四肢。此外可出现血管神经性水肿，全身淋巴结肿大等。血中嗜酸性粒细胞显著增多，具有重要的诊断价值。④肝脾大：90%以上患者可出现肝大，左叶较右叶明显，伴不同程度压痛。50%左右的患者轻度脾大。

（2）慢性血吸虫病：急性症状未经治疗消退，或疫区居民反复轻度感染后获得部分免疫力，病程在半年以上，成为慢性血吸虫病。在流行区，慢性患者占感染者的绝大多数。临床表现主要为隐匿型间质性肝炎或慢性结肠炎。①无症状型。大多无明显症状，仅粪便检查时发现虫卵，可有轻度肝大，但肝功能一般正常。②有症状型。最常见症状为慢性腹泻，重者有脓血便，肝大以左叶较明显，因门静脉壁增厚，B超检查可见网织改变，脾亦逐渐增大。

（3）晚期血吸虫病：主要造成血吸虫性肝硬化及门静脉高压。根据累及脏器不同可分为4型，各型可单独或合并存在。①巨脾型。最为常见，脾大可达脐下或横径超过腹中线，质硬，伴脾功能亢进。②腹腔积液型。为肝硬化失代偿期表现，患者出现腹胀、腹痛、乏力、腹部膨隆、腹壁静脉曲张等症状。腹腔积液多进行性加剧，导致腹部极度膨隆，下肢严重水肿、呼吸困难。易并发上消化道出血、肝性脑病或败血症而死亡。③结肠肉芽肿型。以结肠病变为主，表现为腹痛、腹泻、便秘或二者交替出现。腹泻为水样便、血便或黏液脓性便，有时可出现肠梗阻，左下腹可触及肿块。④侏儒型。少见，为儿童期反复感染血吸虫所致。患者表现为身材矮小，面容苍老发育迟缓，第二性征缺如，但智力正常。

（4）异位血吸虫病：虫卵沉积在门静脉系统以外脏器所引起的损害，以脑型和肺型多见，出现脑膜脑炎症状或癫痫发作、肺间质性病变等。

**2. 并发症** 肝硬化并发症以上消化道出血最常见，也可发生肝性脑病；肠道并发症以阑尾炎最多见，其次是肠梗阻，由于长期炎症刺激可诱发结肠癌。

**3. 评估要点** 症状评估注意询问起病的缓急，病前是否有疫水接触史，有无发热、食欲减退、恶心、呕吐、腹痛、腹泻等症状。护理体检注意有无肝脾大等体征。

**（三）心理-社会状况**

急性期患者常因长时间发热及肝脾大而烦躁焦虑，精神紧张。慢性期及晚期患者由于出现并发症，患者会出现绝望、恐惧心理。

**（四）辅助检查**

**1. 血液检查** 急性期白细胞增多，嗜酸性粒细胞显著增加可达20%~40%。慢性期嗜酸性粒细胞仍有轻度或中度增加。晚期可因脾功能亢进引起全血细胞减少。

**2. 粪便检查** 粪便检出虫卵、孵出毛蚴或直肠黏膜活检查出虫卵是诊断血吸虫病的直接依据。急性期患者粪检阳性率高，慢性期和晚期患者阳性率低。

**3. 肝功能检查** 急性期患者血清球蛋白显著增高，血清 ALT、AST 轻度增高。晚期肝硬化阶段，白蛋白减少，导致白蛋白和球蛋白（A/G）比例倒置。无症状的慢性血吸虫病患者肝功能结果多正常。

**4. 免疫学检查** 常用方法有皮内实验、环卵沉淀实验、间接血凝实验、ELISA 及循环抗原酶免疫法，检测循环中抗原及特异性抗体，敏感性、特异性高，采血量少且操作简便，但不能区分现症感染和既往感染。

**5. 直肠黏膜活检** 是血吸虫病原诊断方法之一。通过直肠或乙状结肠镜，自病变处取米粒大小黏膜，置光镜下压片检查有无虫卵。

**6. 肝影像学检查** 进行肝脏 B 超和 CT 检查，判断肝纤维化和肝硬化程度。

**（五）治疗要点**

给予患者补充营养，注意休息，改善全身情况。同时选择有效药物积极进行治疗，首选治疗药物是吡喹酮，可用于各期各型血吸虫病患者。对晚期患者注意药物剂量，可适当延长疗程避免引起中毒。积极防治并发症。

**【护理问题】**

**1. 体温过高** 与急性感染后血吸虫虫卵和虫体代谢产物作用有关。

**2. 腹泻** 与病变累及直肠、结肠，导致局部黏膜充血、水肿、溃疡有关。

**3. 营养失调，低于机体需要量** 与结肠、肝脏病变所致营养吸收、合成障碍有关。

**4. 活动无耐力** 与发热、肝脏病变有关。

**5. 体液过多** 与血吸虫性肝硬化致门静脉高压有关。

**6. 潜在并发症** 上消化道出血、肝性脑病、原发性腹膜炎等。

**【护理措施】**

**（一）一般护理**

**1. 隔离与休息** 避免患者粪便污染水源。急性血吸虫病患者及晚期血吸虫病肝硬化失代偿期患者均应卧床休息，慢性患者可适当活动。

**2. 饮食护理** 急性血吸虫病患者应给予高热量、高蛋白、高维生素、易消化饮食。慢性患者给予营养丰富的易消化食物，少量多餐，避免进食粗糙、过热、多纤维、刺激性食物。晚期血吸虫患者腹腔积液明显者应低钠饮食，发生肝性脑病先兆时减少或暂停蛋白质摄入。

**（二）病情观察**

**1. 急性血吸虫病** 观察体温变化，每日腹泻次数、大便性状，皮疹形态、部位，肝脾大小。

**2. 晚期血吸虫病** 主要表现为肝硬化，应观察腹围、体重、下肢水肿表现、肝脾大小、肝功能变化，有无上消化道出血、肝性脑病及感染等并发症表现。

**（三）对症护理**

**1. 发热的护理** 嘱患者卧床休息，监测体温，高热者用冰袋冷敷、温水或乙醇擦浴等物理方法降温，有全身荨麻疹的患者忌温水和乙醇擦浴，必要时遵医嘱应用药物降温。勤换衣被、保持皮肤清洁、床铺干燥。

**2. 腹泻的护理** 腹泻频繁者卧床休息，给以少渣、高蛋白、高热量饮食，禁食生冷及刺激性食物。观察患者有无脱水，保持水电解质、酸碱平衡。重视肛门周围皮肤护理，便后用温水清洗肛周皮肤，保持肛周皮肤干燥清洁。

**（四）用药护理**

吡喹酮的不良反应小，但个别患者服用后有头晕、头痛、腹痛、腹泻、恶心、呕吐、乏力等，于服药后0.5～1h出现，一般不需处理，多数可在数小时内自行消失。但晚期血吸虫病患者如服用剂量偏大或过量，可引起严重的心律失常，应立即停药，报告医师及时处理。护士应指导患者按时、按量坚持服药，并观察可能出现的不良反应。

**（五）心理护理**

主动向患者介绍疾病的有关知识，说明疾病的可治性，保持愉快的心情，积极配合治疗和护理，经常参加有意义的集体活动，消除焦虑、恐惧的心理。

**【健康指导】**

**（一）疾病知识指导**

进行宣传教育，向患者和家属介绍出院休养期间应注意休息，生活规律，增加营养，限制烟酒，避免使用损害肝脏的药物；注意保暖，防止感冒，定时随访检查，一旦发生并发症，应及时就诊。

**（二）疾病预防指导**

**1. 管理传染源** 在流行区对患者和病畜进行普查普治。重点人群每年吡喹酮40mg/kg顿服一次；耕牛每年春秋各治一次，吡喹酮30mg/kg，一次灌服。

**2. 切断传播途径** 用物理和化学方法消灭钉螺是关键；粪便严格无害化处理，防止污染水源；加强饮用水管理，提倡饮用自来水。

**3. 保护易感人群** 提高疫区居民的防护意识，尽量避免接触疫水，水中作业时皮肤和衣裤上涂防护剂（含氯硝硫胺），穿长筒胶鞋、防水裤，戴橡胶手套，接触疫水者可预防性服药。

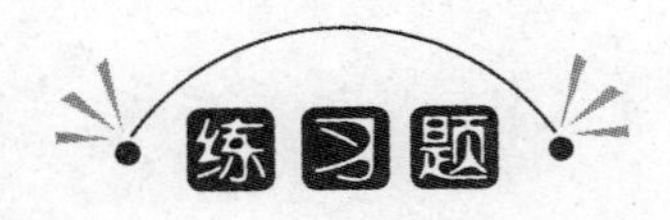


1. 血吸虫的中间宿主是（　）

A. 血吸虫患者　　B. 钉螺　　C. 健康人

D. 病畜　　E. 健康家畜

2. 血吸虫病的主要传染源是（　）

A. 野鼠　　B. 患者和保虫宿主　　C. 家禽
D. 猫　　E. 狗

3. 当人畜接触血吸虫疫水后，能通过皮肤黏膜侵入体内的是（　）
A. 毛蚴　　B. 母胞蚴　　C. 子胞蚴
D. 尾蚴　　E. 童虫

4. 防治血吸虫病的重点措施是（　）
A. 灭螺　　B. 普治患者　　C. 灭螺和普治
D. 粪便和水源管理　　E. 保护易感人群

（柴玉艳）

# 第十七章 人禽流感患者的护理

要点导航

1. 掌握高致病性禽流感的护理评估、护理措施及健康教育。
2. 熟悉高致病性禽流感的护理问题。
3. 了解禽流感的病原学特点及发病机制。

案例：女，21 岁，2013 年 2 月 2 日出现发热、头痛、全身酸痛，病情加重后转入贵州省人民医院救治。2 月 10 日，经中国疾控中心对其呼吸道标本复核检测，确认为人禽流感（H5N1）病例。13 日 9 时 41 分，患者因病情恶化，多器官功能衰竭，经贵州省人民医院抢救无效死亡。

问题：1. 人禽流感（H5N1）是什么？

2. 该患者是如何被感染上人禽流感（H5N1）的？

3. 接诊时你如何护理？

4. 你如何对人群进行人禽流感（H5N1）预防指导？

**【疾病概要】**

禽类的甲型流感病毒称为禽流感病毒。人禽流感是由甲型流感病毒某些感染禽类亚型中的一些毒株引起的急性呼吸道传染病。禽流感病毒属正黏性病毒科甲（A）型流感病毒属，为分节段单股负链 RNA 病毒。目前已鉴定出 16 个 H 亚型（H1 ~ H 16）和 9 个 N 亚型（N1 ~ N9）。其中的 H5 和 H7 亚型毒株（H5N1 和 H7N7 为代表）能引起严重的禽类疾病，称为高致病性禽流感。目前感染人类的禽流感病毒亚型主要为 H5N1、H9N2、H7N7，其中感染 H5N1 亚型的患者病情重，病死率高。

人禽流感的主要临床表现有高热、咳嗽和呼吸急促等，病情轻重不一，其中高致病性禽流感常由 H5N1 引起，病情严重，可出现毒血症、感染性休克、多脏器功能衰竭及瑞氏综合征（详见第三章流行性感冒患者的护理）等多种并发症而致人死亡。人类对大多数H和N亚型没有免疫力，因此禽流感病毒具有启动人类新的流感大流行的潜在威胁。

禽流感病毒很容易被乙醚等有机溶剂以及含氯石灰、碘剂等消毒剂所灭活，对热也较敏感，56℃30min或100℃2min可使该病毒灭活。在自然条件下，存在于口腔、鼻腔和粪便中的病毒由于受到有机物的保护，具有较大的抵抗力。病毒对低温抵抗力较强。

人禽流感的发病机制与普通流感的发病机制基本一致，但支气管黏膜严重坏死，肺泡内大量淋巴细胞浸润，有肺透明膜形成。

**【护理评估】**

**（一）流行病学资料**

**1. 传染源**　主要为患禽流感或携带禽流感病毒的鸡、鸭、鹅等家禽。其他禽类、野禽或猪也有可能成为传染源。尚未证实人禽流感患者能作为传染源。

**2. 传播途径**　主要经呼吸道传播，通过密切接触感染的禽类及其分泌物、排泄物、受病毒污染的水等被感染。目前尚缺乏人与人之间传播的确切证据。

**3. 易感人群**　人群普遍易感。12岁以下儿童发病率较高，病情较重。与不明原因病死家禽或感染、疑似感染禽流感家禽密切接触人员为高危人群。

**4. 流行特征**　禽流感病毒通常只是禽类间引起感染和传播，一般不会感染人类。1997年首次发现禽流感病毒由禽到人的传播，自1997年到2007年间，全球确认H5N1人禽流感306例，其中死亡185例，病死率60%。

**5. 评估要点**　患者年龄、职业，有无与鸡、鸭、鹅等家禽及其分泌物、排泄物密切接触，有无接触受病毒污染的水，是否到过禽流感暴发疫点。

**（二）身体状况**

潜伏期一般在7天以内，通常为2~4天。

**1. 症状**

（1）感染H9N2亚型的患者通常仅有轻微的上呼吸道感染症状。

（2）感染H7N7亚型的患者常表现为结膜炎。

（3）重症患者一般均为H5N1亚型病毒感染。起病急，早期表现类似普通型流感，主要表现为发热，可伴流涕、鼻塞、咳嗽、咽痛、头痛、肌肉酸痛和全身不适，体温大多持续在39℃以上，热程1~7天，常在发病1~5天后出现呼吸急促及明显的肺炎表现。多数病情发展迅速，发病1周内很快进展为呼吸窘迫，出现呼吸衰竭，即使接受辅助通气治疗，大多数病例仍然死亡。

**2. 体征**　轻者可无明显体征，或有面颊潮红，眼结膜、口咽部充血红肿。重者肺部出现实变体征。

**3. 并发症**　重者可出现肺炎、肺出血、胸腔积液、全血细胞减少、肾衰竭、败血症、感染性休克及瑞氏综合征等多种并发症。

**4. 评估要点** 症状评估应询问有无寒战、高热、头痛、全身酸痛等全身毒血症状，有无鼻塞、流涕、咳嗽等呼吸道症状，注意有无呼吸困难及其进展。护理体检应注意有无肺实变体征及各种并发症的表现。

**（三）心理 - 社会状况**

患者因发热、全身酸痛等可出现情绪低落。病情加重，可有精神紧张、焦虑。因被强行隔离或出现并发症时，可有恐惧、悲观、绝望等心理反应。

**（四）辅助检查**

**1. 血常规检查** 重症患者多有白细胞总数及淋巴细胞下降。

**2. 病毒抗原及基因检测** 取患者呼吸道标本检测甲型流感病毒核蛋白（NP）抗原及禽流感病毒 H 亚型抗原；也可采用 RT - PCR 法，检测 H 亚型病毒基因。是疑似诊断、确定诊断的重要依据。

**3. 病毒分离** 可从患者呼吸道标本（如鼻咽分泌物、口腔含漱液、气管吸出物或呼吸道上皮细胞）中分离禽流感病毒，是确定诊断的重要依据。

**4. 血清学检查** 采集发病初期和恢复期双份血清检测禽流感病毒抗体，如前后滴度有 4 倍或以上升高，可作为回顾性诊断的参考指标。

**5. 影像学检查** X 线胸片可见肺内斑片状、弥漫性或多灶性浸润，但缺乏特异性。重症患者肺内病变进展迅速，呈大片毛玻璃状或肺实变影像，少数可伴有胸腔积液。

**（五）治疗要点**

注意休息，多饮水，加强营养。应在发病 48h 内试用金刚烷胺、奥司他韦等抗流感病毒药物。高热和中毒症状重者应给氧和补充液体，给予解热、镇痛、止咳、祛痰等对症处理。重症患者治疗要点：①营养支持；②加强血氧监测和呼吸支持；③防治继发细菌感染；④防治其他并发症，短期使用肾上腺皮质激素可改善毒血症状及呼吸窘迫。

**【护理问题】**

**1. 体温过高** 与病毒感染或继发细菌感染引起体温调节中枢失调有关。

**2. 气体交换受损** 与肺部感染引起的呼吸面积减少有关。

**3. 焦虑** 与隔离治疗、病情加重、担心预后有关。

**4. 潜在并发症** 肺炎、肺出血、胸腔积液、全血细胞减少、肾衰竭、败血症、感染性休克、瑞氏综合征。

**【护理措施】**

**（一）一般护理**

**1. 休息与隔离** 急性期卧床休息，取舒适体位，协助患者做好生活护理。患者宜安置在单人房间，严格执行呼吸道隔离，做好消毒工作。

**2. 饮食护理** 发热期应多饮水，给予易消化、营养丰富、富含维生素的流质或半流质饮食。

（二）病情观察

观察患者的生命体征，密切观察症状、体征的变化，监测有无肺炎、肺出血、胸腔积液、全血细胞减少、肾衰竭、败血症、感染性休克及瑞氏综合征等并发症。

（三）对症护理

**1. 高热** 嘱患者卧床休息，监测体温，可用冰袋冷敷、温水或乙醇擦浴等物理方法降温，必要时遵医嘱应用药物降温。

**2. 并发肺炎等多器官功能衰竭** 协助患者取半卧位，予以吸氧，湿化气道，协助咳嗽、吸痰，出现呼吸衰竭时及早应用机械通气等。出现其他脏器功能衰竭时按相应对症护理。

（四）用药护理

注意观察药物疗效及不良反应，金刚烷胺、奥司他韦均应及早用药，发病48h（尤其24h）内用药较佳。金刚烷胺的不良反应主要有头晕、失眠、共济失调等神经精神症状，老年人慎用，孕妇及癫痫患者禁用。1岁以下儿童不推荐使用奥司他韦。儿童忌服含阿司匹林成分的药物，以避免产生瑞氏综合征。

（五）心理护理

向患者及家属讲解人禽流感的一般知识，说明隔离和支持疗法的重要性，说明精神紧张不利于疾病康复，多安慰和鼓励患者，增强其治疗信心，积极配合治疗与护理。

【健康指导】

（一）疾病知识指导

向患者及家属解释人禽流感的发病与流行特征，实施隔离和消毒的必要性。生活要规律，劳逸结合，避免过劳和重体力活动，加强营养，严格遵医嘱用药。

（二）疾病预防指导

健康的生活方式非常重要，勤洗手，养成良好的个人卫生习惯。保持室内清洁，每天开窗换气2次，每次至少10min，尽量少去空气不流通的场所。要特别注意饮食卫生，进食禽肉、蛋类要彻底煮熟，加工、保存食物时要注意生、熟分开。不喝生水，不生食禽肉和内脏，解剖家禽、家畜及其制品后要彻底洗手。普通人群尤其是儿童应避免密切接触家禽和野禽。密切接触者可试用抗流感病毒药物或按中医药辩证施治。

（三）疾病防疫指导

**1. 监测及控制传染源** 加强禽类疾病的监测，一旦发现禽流感疫情，动物防疫部门应立即封锁疫区，将高致病性禽流感疫点周围半径3km范围划为疫区，捕杀疫区内的全部家禽，并对疫区5km范围内的易感禽类进行强制性疫苗紧急免疫接种。

**2. 切断传播途径** 禽流感疫情发生后，应对禽类养殖场、市售禽类摊位一级屠宰场进行彻底消毒，对死禽及禽类废弃物应销毁或深埋。医院诊室要彻底消毒，防止患者排泄物及血液污染院内环境及医疗用品。医护人员要做好个人防护，加强检测标本和实验室毒株的管理，各项操作要严格、规范，防止医院感染和实验室的感染及传播。

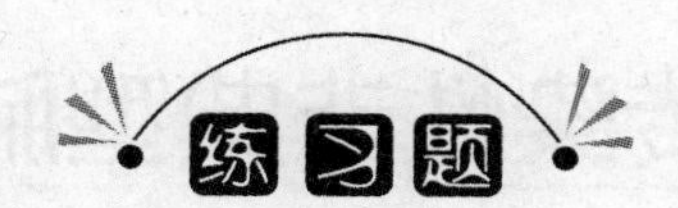


1. 高致病性禽流感主要由下列哪种禽流感病毒引起（　）

   A. H5N1　　B. H7N7　　C. H9N2　　D. H1N1　　E. H 16N9

2. 下列哪种不能作为人禽流感患者的传染源（　）

   A. 疫区内的家禽如鸡、鸭、鹅　　B. 疫区内的野禽

   C. 疫区内的猪　　D. 疫情发生前疫区内的鸡蛋

   E. 禽流感患者

3. 男，22 岁，因高致病性禽流感住院隔离治疗，护士对其进行健康教育的措施中哪项错误（　）

   A. 尽量少去空气不流通的场所　　B. 进食禽肉、蛋类要彻底煮熟

   C. 杀鸡、宰鸭后要彻底洗手　　D. 养成健康的生活方式

   E. 除天鹅外，应避免密切接触禽类

（邹　寒）

# 第十八章 传染性非典型肺炎患者的护理

要点导航

1. 掌握传染性非典型肺炎的护理评估、护理措施及健康教育。
2. 熟悉传染性非典型肺炎的护理问题。
3. 了解传染性非典型肺炎的病原学特点及发病机制。

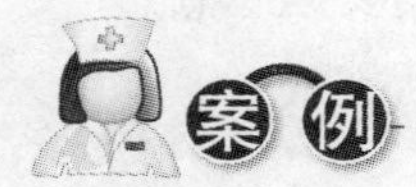

案例：女，31 岁，2003 年 3 月 15 日突感发热，伴寒战、头痛、全身不适、干咳，被发热门诊收住院，20 日出现胸闷、呼吸急促，呼吸困难。查体：体温：39.5℃，肺部有少许湿啰音，X 线可见肺部片状阴影。当地有传染性非典型肺炎流行。

问题：1. 该患者可能发生了什么？

2. 当前最主要的护理问题是什么？

3. 你如何对她进行护理？

4. 你如何对人群进行预防指导？

【疾病概要】

传染性非典型肺炎又称严重急性呼吸综合征（SARS），是由 SARS 冠状病毒（SARS - COV）感染导致的一种急性呼吸道传染病。临床上以发热、乏力、头痛、肌肉关节酸痛等全身症状和干咳、胸闷、呼吸困难等呼吸道症状为主要表现。严重者出现明显的呼吸困难，并可迅速发展为急性呼吸窘迫综合征（ARDS），如抢救措施不及时，可导致死亡。

SARS 冠状病毒属冠状病毒科，为单股

直通护考

由新型冠状病毒引起，以肺间质病变为主的肺炎是（ ）

A. 传染性非典型肺炎

B. 肺炎支原体肺炎

C. 衣原体肺炎

D. 军团菌肺炎

E. 流感嗜血杆菌肺炎

解析：只有传染性非典型肺炎由新型冠状病毒引起的，所以答案是A。

正链 RNA 病毒，直径 60～120nm，呈球形或椭圆形，亦可呈多形性。病毒有包膜，包膜上有花瓣样或纤毛样突起。在感染病毒的细胞内有时可以见到管状的包涵体。病毒对脂溶剂、去污剂敏感，不耐酸和紫外线。常用的病毒灭活剂如甲醛、过氧化氢、含氯消毒剂等均可以灭活 SARS 冠状病毒。

该病的发病机制尚不清楚，目前研究认为：SARS 冠状病毒由呼吸道进入人体，在呼吸道黏膜上皮内复制，侵犯气管上皮细胞、肺泡上皮细胞，损伤呼吸膜的血气屏障，引起炎性充血水肿、渗出。主要病理改变是肺损害，与病毒感染引发 SARS 患者免疫系统过度反应，释放细胞因子、肿瘤坏死因子等物质损伤肺组织有关。死亡病例可见肺实变、瘀血、充血、出血；支气管、细支气管炎症改变，气管上皮损伤、坏死、脱落，管腔内可见坏死物、脱落上皮细胞和炎症细胞；弥漫性全小叶性、间质性肺炎，透明膜形成，肺泡腔及间隔散在或小灶性淋巴细胞，浆细胞及中性粒细胞浸润；间质可见单核、多核巨噬细胞浸润。

**【护理评估】**

**（一）流行病学资料**

**1. 传染源**　传染性非典型肺炎患者是主要传染源，特别是重症患者。动物传染源如果子狸的传染性尚不确定。

**2. 传播途径**　以近距离呼吸道飞沫传播为主，也可通过手接触呼吸道分泌物等接触传播。

**3. 易感人群**　普遍易感，感染后可获得较持久免疫力。儿童感染率较低，医护人员和患者亲属是高危人群。

> **考点提示**
> 传染性非典型肺炎的主要传播途径。

**4. 流行特征**　本病流行存在地区差异，我国病例主要集中在北京、广东、山西、内蒙古、河北、天津等地。冬春季节多见。有家庭和医院聚集现象，男女性别之间无明显差异。发病年龄以青壮年为主，但死亡病例中老年人比例较大。

**5. 评估要点**　该区域有无传染性非典型肺炎流行，有无到过疫区，有无接触过发热患者等。

**（二）身体状况**

潜伏期通常为 2～12 天，长者可达 21 天，多数患者在感染后 4 天左右发病。

**1. 临床表现**　起病急骤，以发热为首发症状，多为高热，并持续 1～2 周以上。可伴有畏寒、头痛、关节及全身酸痛、乏力、胸痛、腹泻等。常无上呼吸道感染的卡他症状，可有咳嗽，多为干咳、少痰，偶有血丝痰。严重者出现胸闷、呼吸加速，气促，少数进展为急性呼吸窘迫综合征（ARDS）。肺部体征常不明显，部分患者可闻及少许干、湿性啰音，或有肺实变体征。

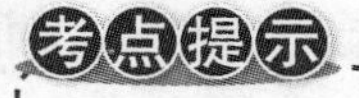


> 传染性非典型肺炎的临床表现。

**2. 评估要点**　重点询问患者发热、头痛、干咳、胸闷、气促等症状出现的时间、轻重程度及病情进展情况；注意观察生命体征、神志、呼吸频率节律深浅等的变化及肺部有无干湿啰音和肺实变体征。

**（三）心理-社会状况**

传染性非典型肺炎传染性强，病情进展快，缺乏特效治疗手段，重症患者病死率高，患者易出现精神紧张、焦虑、孤独、甚至恐惧、悲观等心理反应。

**（四）辅助检查**

**1. 血常规** 早期白细胞总数不高或降低，中性粒细胞可增多。晚期合并细菌感染时，白细胞总数可增高，部分患者血小板可减少。重症患者白细胞总数减少，T淋巴细胞亚群中 $CD3^+$、$CD4^+$、$CD8^+$ 均减少，以 $CD4^+$ 减少明显。

**2. 血生化检查** 多数患者出现肝功能异常，丙氨酸氨基转移酶（ALT）、乳酸脱氢酶（LDH）、肌酸激酶（CK）升高。少数患者血清白蛋白降低。肾功能及血清电解质大多正常。

**3. 血气分析** 部分患者出现低氧血症和呼吸性碱中毒，重者出现1型呼吸衰竭。

**4. 病原学和血清学检测** 采集患者呼吸道分泌物、血液进行培养分离病毒或双份血清进行SARS冠状病毒及其特异性抗体检测，有助于诊断。

**5. 肺部影像学检查** 肺部可见不同程度的斑片状或网状浸润性阴影，短期内增多，进展迅速，常为双侧改变。阴影吸收消散较慢。患者肺部阴影改变程度和范围可与临床症状体征不相平行。

**（五）治疗要点**

**1. 对症治疗** 高热者给予冰敷、乙醇擦浴等物理降温措施，全身酸痛明显者可使用解热镇痛药。咳嗽、咳痰者给予镇咳、祛痰药。有心、肝、肾等器官功能损害者应作相应的处理。气促明显、轻度低氧血症者应及早给予持续鼻导管或面罩吸氧。腹泻患者注意补液及纠正水电解质酸碱平衡紊乱。

**2. 预防和治疗继发细菌感染** 根据临床情况可使用大环内酯类、喹诺酮类及其他抗生素。

**3. 抗病毒治疗** 可早期使用利巴韦林、干扰素等抗病毒药物。

**4. 糖皮质激素的应用** 建议应用指征为：①有严重中毒症状，高热3日不退；②48h内肺部阴影进展超过50%；③有急性肺损伤或出现急性呼吸窘迫综合征。应规律使用，时间不宜过长，具体剂量根据病情调整，儿童慎用。

**5. 免疫治疗** 重症患者可使用已康复患者的血清进行治疗，或使用免疫增强剂如胸腺肽、免疫球蛋白等治疗。

6. 重型病例须严密动态观察，及时给予呼吸支持。使用呼吸机通气，须注意医护人员的防护，谨慎处理呼吸机废气，吸痰、冲洗导管均应小心。

**【护理问题】**

**1. 体温过高** 与病毒感染或继发细菌感染有关。

**2. 气体交换受损** 与肺部感染引起的呼吸面积减少有关。

**3. 焦虑** 与缺乏疾病知识及疾病所致不适和担心预后有关。

**4. 潜在并发症** 休克、呼吸衰竭、多器官功能障碍综合征等。

> **考点提示**
>
> 传染性非典型肺炎患者的主要护理问题。

**【护理措施】**

**（一）一般护理**

**1. 休息与隔离** 卧床休息，取舒适体位，避免劳累和剧烈咳嗽。协助患者做好生活护理。患者宜收住在专门隔离病区，安置在单人房间，严格执行隔离制度与措施，患者的分泌物、排泄物及污染物严格消毒。

**2. 饮食护理** 发热期应多饮水，给予易消化、富含蛋白质、维生素和热量的流质或半流质饮食。

**（二）病情观察**

密切观察患者的生命体征，尤其注意呼吸频率与节律的变化，如发现患者有气促、呼吸困难、发绀等表现时，应立即报告医生，并做好气管插管、气管切开和人工呼吸等抢救的准备和护理。

**（三）对症护理**

**1. 高热** 嘱患者卧床休息，定时观察并记录体温，可用冰袋冷敷、温水或乙醇擦浴等物理方法降温，必要时遵医嘱应用药物降温，同时应加强皮肤、口腔等的护理，防止感染。

**2. 咳嗽、咳痰** 定时翻身拍背，促进排痰。保持呼吸道通畅，气促者予以吸氧，必要时吸痰。遵医嘱给予镇咳、祛痰药物。

**（四）用药护理**

遵医嘱使用抗病毒药物、抗生素及糖皮质激素等药物，严格掌握适应证，注意观察药物疗效及不良反应。对重型高血压、活动性胃十二指肠溃疡、精神病、癫痫、中度以上糖尿病及妊娠期患者，应慎用激素。

**（五）心理护理**

多与患者沟通，关心患者，鼓励患者积极配合治疗，消除焦虑、恐惧等不良心理反应。

**【健康指导】**

**（一）疾病知识指导**

向患者及家属解释传染性非典型肺炎的发病与流行特征，宣传实施隔离和消毒的重要性和必要性。遵医嘱正确用药，不能随意增减、更换或停止使用药物。

> **考点提示**
>
> 传染性非典型肺炎的预防。

**（二）疾病预防指导**

平时注意锻炼身体，加强营养，养成良好的卫生习惯，勤洗手，不随地吐痰，避免在人前咳嗽、打喷嚏；传染性非典型肺炎流行期间，应尽可能减少公众集会和集体娱乐活动，出门戴口罩；保持房间和公共场所清洁，注意室内空气消毒或开窗通风换气；加强传染性非典型肺炎主要临床特征的宣传教育，接触者自觉隔离，出现可疑症状尽早就医，避免延误病情，导致疾病扩散。

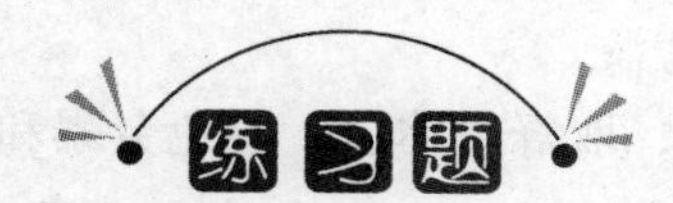


1. 传染性非典型肺炎的病原体是（ ）
   A. 肺炎杆菌　B. 支原体　C. 衣原体
   D. 冠状病毒　E. 轮状病毒
2. 传染性非典型肺炎的最主要传染源是（ ）
   A. SARS 患者　B. 隐性感染者　C. 病原携带者
   D. 治愈患者　E、动物
3. 传染性非典型肺炎的英文缩写正确的是（ ）
   A. AIDS　B. ARDS　C. SARS
   D. SAS　E. MODS
4. 传染性非典型肺炎的主要症状是（ ）
   A. 持续性高热　B. 头痛、全身酸痛　C. 干咳、少痰
   D. 呼吸道卡他症状　E. 腹痛、腹泻
5. 传染性非典型肺炎流行期间，以下个人防护措施不恰当的是（ ）
   A. 勤洗手，不随地吐痰　B. 咳嗽、打喷嚏不要对着人
   C. 适量运动增强免疫力　D. 外出戴口罩
   E. 注射干扰素

（张花荣）

# 医院感染患者的护理 第十九章

要点导航

1. 掌握医院感染的护理评估、护理措施及健康教育。
2. 熟悉医院感染的护理问题。
3. 了解医院感染的病原学特点及发病机制。

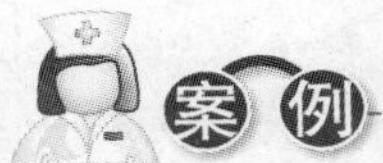

案例

案例：患者，男性，56岁，因白血病住院治疗。住院1周后，出现肺炎，使用抗生素治疗，近日发现口腔黏膜破溃，创面附着白色膜状物，用棉签拭去附着物，可见创面轻微出血，口角有疱疹。

问题：1. 该患者可能发生了什么？

2. 列出具体的护理措施。

3. 如何进行健康教育。

**【疾病概要】**

医院感染又称医院内感染、院内感染或医院获得性感染，是指住院患者在医院内获得的感染，包括在住院期间发生的感染和在医院内获得但在出院后发生的感染以及医院工作人员在医院内获得的感染，不包括入院前已开始或入院时已存在的感染。

医院感染分为外源性感染和内源性感染。外源性感染亦称获得性感染或交叉感染，是指携带病原微生物的医院内患者、工作人员或探视者，以及医院环境中病原微生物所引起的医院感染；内源性感染又称自源性感染，是指患者自身皮肤或腔道等处定殖的条件致病菌，或从外界获得的定殖菌由于数量或定殖部位的改变而引起的感染。

细菌、病毒、真菌、立克次体和原虫等均可引起医院感染，可以是一种，也可以是多种病原体的混合感染。①细菌：是引起医院感染的主要病原体，以革兰阴性杆菌多见，尤其是肠杆菌科细菌，如大肠埃希菌、克雷白杆菌、肠杆菌和沙雷菌等。近年来，假单胞菌属和其他单胞菌、不动杆菌属、产碱杆菌及黄杆菌属、革兰阳性菌中表皮葡萄球菌等条件致病菌增多，化脓球菌逐渐减少。类杆菌属是医院厌氧菌感染中最常见的病原菌，可引起胃肠道和妇科手术后的腹腔和盆腔感染、败血症和心内膜炎。梭杆菌属等可引起口腔和呼吸系统的感染。嗜肺军团菌和其他军团菌属是医院内获得性肺炎的主要病原体之一。难辨梭菌是抗生素相关性腹泻的主要病原菌。结核分枝杆菌感染常常发生于免疫功能低下的人群。②真菌：最常见的是念珠菌属，其中白念珠菌约占80%，成为医院内肺部感染和消化道感染的常见病原体，还可在静脉留置导管引起的败血症和免疫功能缺陷患者中造成严重感染。其他有曲霉菌、毛霉菌和新型隐球菌等。③病毒：常见的有疱疹病毒、合胞病毒、肠道病毒和肝炎病毒。其中，合胞病毒常引起呼吸道感染；轮状病毒和诺瓦克病毒等常引起老年和婴幼儿患者腹泻；乙型和丙型肝炎病毒感染主要与输血及输注其他血制品、血液透析相关；巨细胞病毒感染多见于器官或其他移植及使用免疫抑制剂的患者中。

医院感染的病原体有以下特点：①以条件致病菌或机会病原体为主，条件致病菌是在有诱发因素的患者中引起医院感染，机会病原体仅仅在患者抗感染抵抗力显著降低时引起临床疾病；②多为耐药菌，甚至多重耐药菌；③常见铜绿假单胞菌和沙雷菌；④除细菌外，真菌是医院感染病原体的一个重要组成部分，深部真菌病几乎都是医院感染；⑤医院感染病原体的变迁受抗生素普及和应用所影响。

**考点提示**

医院感染与各种侵袭性诊疗措施及抗菌药物使用不当有关。

医院感染的发病与各种原因造成的宿主免疫功能减退、各种侵袭性诊疗措施及抗菌药物使用不当有关。

**【护理评估】**

**（一）流行病学资料**

**1. 感染源** 即医院环境中的任何物体，包括体表或体内携带病原微生物的患者、携带者或医院工作人员，也包括病原微生物自然生存和孳生的场所或环境。

**2. 传播途径**

（1）接触传播：是最主要的传播途径，指病原微生物从患者或带菌者直接传给接触者，如直接接触到感染者病灶的体液或性病患者的分泌物而受感染等。污染的手是接触传播的主要媒介，不仅可引起直接传播，还可造成间接接触传播。

（2）血液传播：主要见于乙型肝炎病毒、丙型肝炎病毒和人类免疫缺陷病毒传播。

（3）共同媒介物传播：主要见于药品、医疗器械和插管、导管、内镜、呼吸机等侵袭性诊疗设备受病原微生物污染所致。

（4）呼吸道传播：以空气中带有病原微生物的气溶胶微粒和尘埃为媒介。空调传播是空气传播的特殊形式，主要与军团病有关。雾化吸入和吸氧装置也可传播病原菌。

（5）消化道传播：主要见于因饮水、食物被污染而引起医院内肠道感染。

**3. 易感人群** 住院患者对条件致病菌和机会病原体的易感性较高，尤其是下列患者更易发生医院感染：①患恶性肿瘤、糖尿病、肝病、肾病、结缔组织病、慢性阻塞性支气管肺疾患和血液病等严重影响了机体的细胞免疫或体液免疫功能的患者；②接受免疫抑制剂治疗、移植治疗、各种侵袭性操作、异物的植入、长期使用广谱抗生素或污染手术的患者；③新生儿、婴幼儿和老年人；④烧伤或创伤患者。

**4. 流行特征** 老年人、新生儿与婴幼儿、免疫功能低下的患者感染率高，可发生在任何季节，无明显性别差异，但某些感染部位如女性患者泌尿道感染率大于男性。

**5. 评估要点** 了解感染部位、感染对象；所患基础疾病的种类、程度、治疗效果与现状；诊治措施及其影响包括侵袭性诊疗措施，手术治疗的部位、引流、疗效与现状，免疫抑制治疗如化疗与放疗情况，抗菌药物治疗的详细情况如种类、剂量、用法、疗程、变动情况、疗效与不良反应等。

**（二）身体状况**

**1. 潜伏期** 对于有明确潜伏期的感染，自入院时起超过平均潜伏期后发生的感染为医院感染；无明确潜伏期的感染，将入院 48h 后发生的感染定义为医院感染。

**2. 常见的感染部位和感染特点**

（1）肺部感染：简称医院肺炎，是最常见的医院感染，病死率位于医院感染之首位。常发生于白血病、慢性阻塞性肺病、外科手术患者及肿瘤、长期卧床或行气管切开术、安置气管导管等重危患者中，ICU 患者感染率更高。肺部感染的病原体种类较多，以革兰阴性杆菌居多，约占 60% 以上，革兰阳性球菌中以金葡菌为常见。其他尚有肺炎链球菌、嗜肺军团菌及真菌等。危重患者和免疫功能低下者可见真菌、疱疹病毒类、沙眼衣原体、巨细胞病毒和非典型分枝杆菌等。肺部感染的主要临床表现有发热、咳嗽、咳黏稠痰、呼吸增快，肺部有湿啰音，或伴发绀。确诊须经 X 线胸片检查与痰标本中检出相应的病原体。

（2）尿路感染：占医院感染第二位。常发生于尿路器械诊疗的患者。诱发因素有女性、老年、尿路梗阻、膀胱输尿管反流、膀胱残余尿和不规则抗菌药物治疗等。尿路感染的病原菌以大肠埃希菌为主，其次为肠球菌、变形杆菌、铜绿假单胞菌、肺炎链球菌、沙雷菌和念珠菌等。临床可分为有症状泌尿道感染、无症状菌尿症和其他尿路感染。①有症状泌尿道感染。有尿频、尿急、尿痛等尿道刺激症状伴或不伴发热，或有下腹触痛、肾区叩痛，尿常规白细胞增多（男性≥5 个/高倍视野，女性≥10 个/高倍视野），尿细菌培养阳性。②无症状菌尿症。在近期（通常为 1 周）有内镜检查或留置导尿史，无症状，尿细菌培养阳性。③其他尿路感染（如肾、肾周围组织、输尿管、膀胱、尿道）。

（3）消化道感染：主要有抗菌药物相关性腹泻和胃肠炎。①抗菌药物相关性腹泻：又称假膜性肠炎。常发生于尿毒症、糖尿病、再生障碍性贫血、胃肠道手术后、肠梗阻和老年患者应用抗菌药物过程中。主要致病菌是难辨梭菌，其次是金黄色葡萄球菌。表现为腹泻呈水样便、血便、黏液脓血便等，或在大便中见到斑块条索状假膜，可伴有发热、腹痛或腹部压痛，外周血白细胞升高。②胃肠炎。主要为感染性胃肠炎，为常见的流行性医院感染。特点是入院 48h 后腹泻稀便，每日超过 3 次，连续 2 天以上。常见的病原体有沙门菌、产肠毒素大肠埃希菌、致病性大肠埃希菌、侵袭性大肠埃希菌以及念珠菌、其他有志贺菌属、空肠弯曲菌、轮状病毒等。临床表现因病原菌不同而异，产肠毒素大肠埃希菌肠炎：腹泻呈水样或蛋花样大便，镜检无脓细胞与白细胞。念珠菌肠炎：多发生于有基础疾病患者在应用广谱抗菌药物后，每日腹泻数次，严重者可有黑便，大便涂片染色镜检可查见酵母样菌。鼠伤寒沙门菌肠炎：主要发生于小儿，特别是婴幼儿，表现为急起发热、恶心和呕吐，腹泻每日可 10 余次，稀便或带黏液，可有脓血便，有腥臭味，大便培养可有鼠伤寒沙门菌生长。

(4) 全身感染：发病率占医院感染的 5%，其中原发性败血症（原发感染病灶不明显或由静脉输液、血管内检查及血液透析、静脉输入污染的药物或血液引起的败血症）约占半数，其他来源于原发局部炎症或感染病灶。常见病原菌是革兰阳性球菌、革兰阴性菌及少数真菌。革兰阳性球菌以凝固酶阴性葡萄球菌最常见，其次为金黄色葡萄球菌和粪肠球菌。革兰阴性杆菌败血症主要为大肠埃希菌、克雷伯菌属、肠杆菌属，少数为铜绿假单胞菌及沙雷菌属。真菌主要为念珠菌属。少数可为两种以上细菌混合感染。常见的表现为不规则寒战、高热，体温达 39℃以上，弛张热型，中毒症状显著，血常规检查白细胞显著增高可达 $15 \times 10^9/L$ 以上，中性粒细胞占 0.85% 以上，血培养有病原菌生长。免疫功能低下者，白细胞常不升高。确诊依靠血培养。

(5) 其他：主要为各器官或组织手术后的感染，包括手术切口和手术部位的感染。器官移植相关的感染主要与免疫抑制有关。

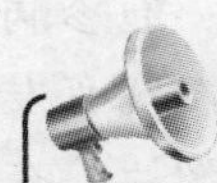

**知识链接**

原位菌群失调：是正常菌群生活在原来部位，亦无外来菌入侵，但发生了数量或种类结构上的变化，即出现了偏离正常生理组合的生态学现象，可对宿主产生某种不良影响。

**（三）心理 - 社会状况**

该病患者往往有基础疾病，易出现紧张、焦虑等心理。加之对疾病缺乏了解，易产生急躁情绪。

**（四）辅助检查**

**1. 血常规** 化脓性细菌感染时白细胞、中性粒细胞增多，革兰阴性杆菌、某些病毒、原虫感染时白细胞、中性粒细胞减少。病毒、结核分枝杆菌、弓形虫等感染时淋巴细胞增多，感染性心内膜炎、活动性肺结核单核细胞明显增多。

**2. 尿常规、大便常规** 尿路感染时尿中白细胞增多，消化道感染时大便中白细胞增多。

**3. 病原体检查** 为确诊的主要依据，含细菌培养、血液特异性病原体抗原检测、组织或体液涂片找包涵体、病理活检等。

**4. 其他** X 线、B 超、CT 等可了解组织器官的病变情况。

**（五）治疗要点**

主要是合理应用抗菌药物。抗菌药物选用步骤：①首先根据临床诊断估计病原菌进行经验治疗，革兰阳性球菌选用青霉素、苯唑西林、大环内酯类、庆大霉素、头孢哌酮和万古霉素等；革兰阴性杆菌选用氨苄西林、庆大霉素、氯霉素、哌拉西林、头孢唑啉、二、三代头孢菌素或氟喹诺酮类；铜绿假单胞菌选用阿米卡星、哌拉西林、氟喹诺酮类、或头孢哌酮、头孢他啶或亚胺培南一西拉司丁（泰能）等；厌氧菌选用甲硝唑和替硝唑、青霉素、克林霉素和拉氧头孢等；深部真菌选用两性霉素 B、咪康唑、酮康唑、氟康唑、伊曲康唑或氟胞嘧啶等；念珠菌口腔炎选用1%甲紫、制霉菌素等；颅内感染选用苄星青霉素、氯霉素或三代头孢菌素。②根据培养出的病原菌与药敏试验结果调整用药，以后再根据疗效、不良反应酌情调整。应尽量减少联合用药，以免引起菌群失调。联合应用抗菌药物的指征为：a. 急性严重感染病原菌未明确前，暂时应用；b. 严重混合感染一种抗菌药不能兼顾时，如同时有细菌和真菌感染，或两种细菌用一种抗菌药不能兼顾者。

选择抗菌药物时应考虑：a. 病原菌方面：病原菌的种类、特点、部位、药敏与动态变化等；b. 病情方面：感染部位，老年或小儿和基础疾病等；c. 抗菌药物方面：抗菌活性与其药代动力学特点，如吸收、分布与排泄特点，血药浓度高低，半衰期长短，血浆蛋白结合率高低，以及不良反应等。

> **考点提示**
> 不能滥用抗生素。

对症治疗包括基础疾患的相应治疗；维持水、电解质的平衡和补充必要热量和营养；维护重要的生理功能，如呼吸与循环功能。有脓肿或炎性积液者，应及时争取有效的引流等。

【护理问题】

视感染部位不同而异。

**1. 体温过高** 与感染有关。

**2. 气体交换受损** 与肺部感染引起呼吸面积减少有关。

**3. 清理呼吸道无效** 与呼吸道分泌物过多，痰液黏稠有关。

**4. 营养失调，低于机体需要量** 与腹痛、腹泻有关。

**5. 知识缺乏** 缺乏有关疾病防治知识。

【护理措施】

（一）一般护理

**1. 休息与隔离** 病情重者卧床休息，轻症或恢复期患者逐步增加活动量，取舒适体位。根据病原体传播途径进行隔离，以不同颜色的卡片分别表示 7 种不同的隔离技术，安置在护理办公室和患者床头：黄色——严格隔离，橙色——接触隔离，蓝色——呼吸隔离，灰色——抗酸杆菌（结核病）隔离，棕色——肠道隔离，绿色——引流/分泌物隔离，粉红色——血液、体液隔离；并对其分泌物、排泄物进行消毒。

**2. 饮食护理** 给予易消化、清淡的高热量、高维生素、高蛋白饮食。保证液体入量，鼓励患者多饮水，口服不足者可静脉补充。

（二）病情观察

密切观察体温、脉搏、呼吸、血压、意识状况；观察咳嗽、咳痰情况，小便颜色、量，大便性状、量；基础疾病病情变化等。

（三）对症护理

**1. 高热** 可用冰袋冷敷、温水或乙醇擦浴等物理方法降温，必要时遵医嘱应用药物降温。

**2. 痰多黏稠** 多喝开水，补充足够的液体，遵医嘱应用祛痰药，指导患者有效咳嗽，协助患者排痰。

**3. 腹泻** 腹泻次数多者，注意保持肛周皮肤清洁。

（四）用药方法及护理

根据病情遵医嘱应用抗菌药物，注意观察药物疗效及不良反应。病情较重者静脉滴注，病情减轻后可改为肌内注射或口服；重症患者静脉推注，病情好转后改为静脉滴注；中度或轻度感染患者肌内注射与口服；表浅或脓腔感染采用局部用药，剂量相应减小。老年人和有基础疾病的患者较易发生不良反应、过敏反应与毒性反应，联合用药易引起菌群失调。

（五）心理护理

关心、体贴、照顾患者，耐心解答患者及其家属提出的疑问，满足患者的合理需要，创造适宜的环境。加强护患沟通，以增加患者对治疗的信心，主动配合治疗，使疾病早日康复。

**【健康指导】**

（一）疾病相关知识指导

告知医院感染的消毒、隔离知识、预防措施。严格遵守病室的消毒管理制度，加强个人卫生，告知医院环境中的任何物品都可能成为医院感染的传染源，排泄物、分泌物要严格按要求放置、处理。多休息，加强营养，尤其强调合理应用抗菌药物，不能自行增减、停药或随意用药。

（二）疾病预防指导

主要针对医院管理及医院感染发生的各个环节。

（1）建立和健全有关规章制度，认真执行并经常督促与定期检查。①搞好清洁卫生。包括医院的环境卫生和科室与病室的清洁卫生。②注意消毒。包括污物与污水的消毒，科室和病室的消毒，医院感染高发区的消毒，医护人员特别注意手的消毒。③加强隔离。病原性隔离，隔离传染病患者，以防其传播；对医院感染患者的分泌物、

> **直通护考**
>
> 下列哪项不属于医院感染的预防措施（　）
>
> A. 认真洗手
> B. 合理使用抗生素
> C. 严格执行无菌操作
> D. 消毒隔离
> E. 禁止院内吸烟
>
> 解析：院内感染和吸烟无关，正确答案选E。

排泄物进行消毒；对其他易感患者进行保护性隔离，防止受感染。④处理好医院污物。医疗垃圾应按照有关规范处理和消毒、运输。⑤做好灭菌工作。中心供应室的消毒灭菌必须进行质量控制。⑥严格执行手术室和相关诊疗措施的无菌技术。

（2）讲授有关医院感染的防治知识，提高医生、护士、检验等有关人员的防治意识。

（3）合理应用抗菌药物，包括对医院感染与抗菌药物理论知识的讲解，诊断、治疗的指导和存在问题的解决。

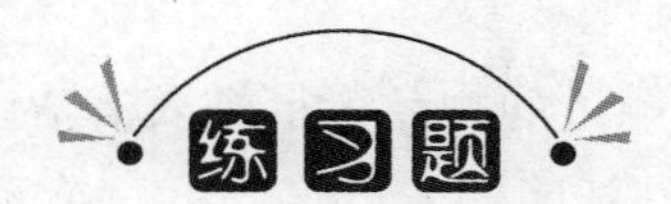


1. 为防止交叉感染，具有针对性的措施是（　）

A. 进行无菌操作时要戴口罩、帽子

B. 无菌操作环境要清洁、干燥、宽敞

C. 无菌物品与非无菌物品要分开放置

D. 用无菌持物钳夹取无菌物品

E. 一份无菌物品只供一人一次使用

2. 引起医院感染的病原微生物主要是（　）

A. 自然界的微生物　B. 空气中的微生物　C. 环境中的微生物

D. 人体的致病菌　E. 人体的条件致病菌

3. 患者，男性，75 岁，诊断为院内肺炎。正确的抗菌治疗方案需考虑（　）

A. 感染病原菌的种类　B. 患者感染病情　C. 抗菌药物作用特点

D. 药物敏感试验　E. 以上都是

4. 患者，男性，32 岁。一个月前因外伤手术输血 800ml，近 1 周出现上腹部不适，乏力，食欲缺乏，尿色加深。既往无病毒性肝炎病史。护理体检：肝肋下 2cm，有轻度触痛。化验肝功能 ALT 500 U/L，抗 HCV（+），HCVRNA（+）。该病的主要传播途径（　）

A. 血液传播　B. 接触传播　C. 共同媒介物传播

D. 呼吸道传播　E. 消化道传播

（李　平）

## 附：传染病区护理管理和隔离消毒

传染病区是一个特殊的病区。为了防止传染病蔓延，促进患者康复，加强传染病区的护理管理和隔离消毒非常重要。传染病区应与普通病区分开，并远离水源、食堂和其他公共场所，设置多个出入口，以便工作人员和患者分道出入。

## 一、传染病房的区域划分及要求

### （一）传染病房内的区域划分及隔离要求

根据污染程度及工作需要，将传染病房划分为清洁区、半污染区及污染区。

**1. 清洁区** 指未被病原微生物污染的区域称为清洁区，如值班室、更衣室、配膳室、库房等。

隔离要求：患者和患者接触过的物品不得进入清洁区；工作人员不得穿工作服、戴帽子、口罩、穿隔离鞋进入清洁区。

**2. 半污染区** 有可能被病原微生物污染的区域称为半污染区，如医护办公室、治疗室、消毒室、化验室、内走廊等。

隔离要求：患者不得进入半污染区；工作人员进入半污染区时一般不穿隔离衣，避免交叉感染；治疗室内已消毒的器械、药品及其他清洁物品要与污染的物品严格区分放置，由病室携带回的物品应先消毒后放入室内一定位置。

**3. 污染区** 指与患者直接接触或被病原微生物污染的区域称为污染区，如病室、患者厕所及浴室、污物处置室等。

隔离要求：工作人员进入污染区时需按要求戴帽子、口罩、穿隔离衣、隔离鞋；非单一病种的病房，工作人员需按不同病种穿隔离衣进入病室工作，离开病室时严格消毒双手；污染区的所有用物必须经严格消毒后方可送入半污染区。

### （二）隔离管理制度

1. 隔离单位应有标记，病室门口和病床要悬挂隔离标志，门口备有消毒脚垫，走廊设置消毒液、洗手设备，病室门口备有挂隔离衣用的立柜或壁橱。

2. 患者不得擅自离开病区，不同病种患者不得互相接触，患者的用物须经消毒后方可送出。

3. 按不同病种分别使用医疗器械如血压计、听诊器等，用后必须消毒。

4. 家属须按规定进行探视和陪伴，甲类传染病禁止探视。

5. 患者痊愈出院时应进行卫生处理，其病床、被褥、家具等须经彻底清洗消毒。

6. 工作人员进入隔离单位必须戴口罩、帽子、穿隔离衣，穿隔离衣后只能在指定范围活动，不得进入清洁区，双手接触患者或污染后消毒双手。工作人员应定期进行体检、带菌检查及预防注射。

## 二、隔离与消毒

### （一）传染病隔离

隔离是指把处在传染期的患者及病原携带者安置在指定的地点与健康人群分开，便于集中治疗和护理，防止病原体向外扩散和传播。隔离主要分为 A 和 B 两大系统。

A 系统是以类目为特点的隔离法，同一类疾病隔离措施相同；B 系统是以疾病为特点的隔离法，针对每种疾病制定隔离措施。目前我国大多数医院实行 A 系统隔离法，其隔离的种类及措施如下：

**1. 严密隔离（黄色标志）** 适用于有高度传染性及致死性传染病，如白喉、鼠疫等患者，以防空气和接触传播。隔离要求及措施为：①患者应住单人病室，最好为负压隔离病房，无条件时同类感染患者可同住一室，采用专门的空气处理系统和通风设备，严禁使用中央空调。患者不得离开病室，室外挂“严密隔离”标志，禁止探视。②凡入室者均须戴帽子和口罩、穿隔离衣及隔离鞋，接触患者及污染敷料时应戴手套，并做好洗手和手消毒措施。③病室空气和地面每天消毒，患者的分泌物、排泄物及其污染物品应及时严格消毒处理，室内物品须经严格消毒后方可拿出室外，患者出院或死亡后应进行严格终末消毒。

**2. 呼吸道隔离（蓝色标志）** 适用于由呼吸道分泌物引起的、经空气和飞沫传播的呼吸道传染病，如麻疹、流行性脑脊髓膜炎、流行性腮腺炎、百日咳等。隔离要求及措施为：①相同病种可共住一室，床间距至少 2m，患者一般不能外出，必须外出时应戴口罩。②接近患者时应戴口罩，必要时穿隔离衣、戴手套。③患者呼吸道分泌物应消毒后弃去，痰具须每天消毒。④病室每天通风至少 3 次，空气消毒 2 次。

**3. 消化道隔离（棕色标志）** 适用于经粪 - 口传播的消化道疾病，如伤寒、细菌性痢疾、阿米巴痢疾、霍乱、甲型肝炎、戊型肝炎等。隔离要求及措施为：①同病种患者可住一室，不同病种患者同住一室时须实施床边隔离。②接触患者时应穿隔离衣，护理不同病种患者要更换隔离衣，接触污物时应戴手套，接触患者或污染物品后及护理下一个患者前要严格洗手和消毒双手。③患者的生活用具应专用，用后要消毒；呕吐物、排泄物等应随时消毒，然后弃去。④室内应无蝇、无蟑螂。

**4. 接触隔离（橙色标志）** 适用于预防高度传染性及有重要流行病学意义的感染，但不要求严格隔离的疾病，如狂犬病、破伤风等。隔离要求及措施为：①感染相同病原体的患者可共住一室。②接触患者时应戴口罩、穿隔离衣、戴手套。接触患者或污染物品后及护理下一个患者前要洗手。③患者用过的敷料应严格消毒。

**5. 血液/体液隔离（红色标志）** 防止直接或间接接触感染的血液及体液引起的传染，如乙型肝炎、艾滋病、梅毒、疟疾、回归热、登革热等。隔离要求及措施为：①同一病种患者可住一室。②接触患者或其血液/体液时要戴手套、穿隔离衣。③工作中注意避免损伤皮肤，使用一次性注射输液器械时，用过的针头、注射器按医疗废物管理条例放入利器盒中，密封后送无害化处理。④污染的物品应装袋、标记并送出销毁或消毒处理。⑤血液污染室内表面物品，要立即用次氯酸钠溶液清洗消毒。

**6. 结核菌隔离（AFB 隔离）（灰色标志）** 适用于肺结核患者痰涂片结核菌阳性者，或阴性但 X 线检查证实为活动性结核者。隔离要求及措施为：①同疗程者可住同一病室，隔离室要有通风设备。②医护人员接触患者及患者咳嗽时都应戴口罩，防止工作服污染时穿隔离衣，接触患者或污物后及护理下一个患者前应洗手。③污染物品应彻底清洗、消毒后弃去。

**7. 脓汁/分泌物隔离（绿色标志）** 防止因直接或间接接触传染部位的脓液或分泌物而引起的传染，如皮肤和伤口感染、溃疡、脓肿等。隔离要求及措施为：①给患者换药时应戴口罩、穿隔离衣、戴手套。②接触患者、污染物后及护理下一个患者前应洗手。③污染物要弃去，并装袋、贴签，然后送去消毒处理。

**（二）消毒**

消毒是指通过物理、化学或生物学方法，消除或杀灭环境中的病原微生物，以切断传播途径，控制传染病的传播。用于消毒的化学药物叫做消毒剂。

**1. 消毒的种类**

（1）疫源地消毒：是指对目前或曾经存在传染源的地区进行消毒。目的是杀灭由传染源排到外界环境中的病原体。分为：①终末消毒：即患者痊愈或死亡后对其居住地进行的一次彻底消毒；②随时消毒：对传染源的排泄物、分泌物及其污染物品进行随时消毒。

（2）预防性消毒：指在未发现传染源情况下，对可能被病原体污染的场所、物品和人体进行消毒措施。如垃圾粪便的无害化处理、饮水消毒、餐具消毒、空气消毒、公共场所消毒、手术室消毒、运输工具消毒等。

**2. 消毒方法** 传染病污染物品的消毒方法如表 19－1。

**表 19－1 传染病污染物品的消毒方法**

| 物品名称 | 消毒方法 | 注意事项 |
|---|---|---|
| 病室空气 | 1. 甲醛溶液熏蒸 12.5～25ml/m³，作用 12h（加热法）<br>2. 过氧乙酸熏蒸，1g/m³（肝炎 3g/m³）、20℃1h<br>3. 紫外线照射，30W 功率，轮流照射，有效距离 2m，每方位 30min | 人员离开，房屋密闭，作用 1h 后即可开门窗通风。 |
| 门窗、家具、地面、墙壁、门把套 | 1. 3%～5%煤酚皂溶液擦洗<br>2. 0.5%过氧乙酸溶液擦洗<br>3. 0.5%～1.5%含氯石灰澄清液擦洗（肝炎用3%含氯石灰澄清液）<br>4. 强力杀菌液（84 消毒液）浸湿（主要针对门把套） | 进行表面消毒时，应按照先上后下，先左后右的方法，依次进行喷雾消毒。门把套应一天多次消毒，保持湿润。 |
| 衣服、被单 | 1. 高压蒸汽，压力 15 磅（6.8kg），30min 后洗净<br>2. 在肥皂水内煮沸 15～30min 后洗净<br>3. 0.4%过氧乙酸溶液浸泡 20min 后洗净<br>4. 甲醛溶液 80mL/m³ 熏蒸 6h 或 125ml/m³ 熏蒸 3h<br>5. 环氧乙酸熏蒸 400～1000g/m³ | 对污染重、经济价值不大的物品和废弃物，在征得病家同意后焚烧。 |
| 褥垫、棉絮、枕芯、绒毯 | 1. 日光照射 6h<br>2. 环氧乙烷 400g/m3 熏蒸 12h<br>3. 甲醛溶液 80ml/m3 熏蒸 6h | 注意：物品敞开，定期翻动，如有呕吐物、排泄物、应以过氧乙酸刷净后再熏蒸。 |

续表

| 物品名称 | | 消毒方法 | 注意事项 |
| --- | --- | --- | --- |
| 医疗用具 | 玻璃搪瓷类 | 高压蒸汽或煮沸15min | 先用0.2%过氧乙酸溶液或84消毒液浸泡1~2h，洗刷后再煮沸或高压蒸汽消毒 |
| | 手电筒、血压计、听诊器、热水袋、冰袋 | 1. 环氧乙烷或甲醛熏蒸<br>2. 2%~3%煤酚皂溶液擦拭<br>3. 84消毒液或强力杀菌液擦拭<br>4. 0.1%苯扎溴铵溶液或0.5%过氧乙酸溶液擦拭 | 使用后即消毒，保持清洁备用。 |
| | 金属类物品 | 1. 0.1%~0.5%苯扎溴铵溶液浸泡30min<br>2. 高压蒸汽或煮沸<br>3. 环氧乙烷熏蒸 | 加亚硝酸钠防锈。 |
| | 体温计 | 1. 75%乙醇浸泡30min<br>2. 0.5%过氧乙酸溶液浸泡30min<br>3. 0.1%苯扎溴铵溶液浸泡30min | 使用前擦干药液，使用后先擦干净再放入消毒液中。消毒液应每天更换。 |
| | 平车、担架、轮椅 | 1. 0.2%~0.4%过氧乙酸溶液喷洒至表面湿润，作用30~60min<br>2. 3%煤酚皂溶液擦洗，作用30~60min | |
| 日常用物 | 书信、杂志、报纸、钱币、票证 | 1. 直射阳光消毒4~6h<br>2. 高压蒸汽<br>3. 环氧乙烷或过氧乙酸熏蒸，作废者经病家同意后焚烧。 | |
| | 面盆、痰盂、痰杯、便器 | 1. 3%含氯石灰澄清液浸泡3h<br>2. 2%煤酚皂溶液浸泡1h<br>3. 84消毒液或强力杀菌液浸泡30min<br>4. 紫外线照射（正反面各30min）浸泡时，消毒液要漫过容器。 | |
| | 食具、药杯、茶壶、漱口杯 | 1. 煮沸消毒或高压蒸汽15~30min<br>2. 0.5%过氧乙酸溶液浸泡30min<br>3. 84消毒液或强力杀菌液浸泡30min | 浸泡时，消毒液要漫过容器；浸泡后，要用清水洗净。 |
| 排泄物 | 尿、脓液、痰 | 1. 每1000ml尿液与含氯石灰干粉5~10g比例搅匀<br>2. 脓液或痰1份加含氯石灰干粉5份或加等量0.5%过氧乙酸溶液搅匀<br>3. 痰可放在纸盒内焚烧 | 加盖消毒2h。 |
| | 粪便 | 1份粪便加2份含氯石灰乳剂或0.2%过氧乙酸溶液混匀 | 加盖消毒2h。 |
| 皮肤（手或污染部位） | | 1. 用0.5%碘伏溶液涂擦<br>2. 2%煤酚皂溶液浸泡1~2min<br>3. 肥皂流动水洗刷1~2min<br>4. 0.5%乙醇浸泡1~3min<br>5. 0.2%~0.5%过氧乙酸溶液浸泡1~2min | 消毒后用清水洗净。 |
| 敷料 | | 1. 煮沸30min<br>2. 高压蒸汽<br>3. 焚烧 | |
| 残余食物 | | 1. 20%含氯石灰乳剂浸泡2h<br>2. 煮沸30min | 消毒后倒入便池。 |
| 垃圾 | | 可燃物尽量焚烧，或喷洒0.2%过氧乙酸溶液 | 消毒后深埋。 |

（邹　寒）

# 实训指导

## 实训指导说明

实训教学含两方面内容，即案例形式实训、见习形式实训。原则上以 2 学时为 1 个实训单元。现就实训环节和内容做如下说明。

### 一、案例形式实训

按照目的、病案设计、病案分析、评价顺序编写。

【目的】

指本次实训课学生学习的目标。

【病案设计】

教师应准备好教材所附案例或者自己编写病案发给学生预习，熟悉内容。提前分若干实训小组，并选好扮演“患者”角色的学生，确保情景教学顺利进行。

【病案分析】

课中教师引导学生讨论病例，分析患者资料，根据情境中提出的问题进行分析、整理，得出结论，完成案例分析要求的学习目标。

【评价】

各组派代表汇报讨论结果，教师在课堂进行点评。或者制订患者的护理计划，教师进行批阅。

### 二、临床见习形式实训

按照目的、见习过程、见习报告顺序编写。

【目的】

指本次临床见习学生学习的目标。

【见习过程】

课前教师要与教学医院联系并选定好若干病例，对选定患者的身体状况、心理素质、文化素养等进行评估看能否胜任见习教学任务，学生分组，阅读选定患者的住院病历，由带教教师讲解见习目的、见习内容、见习方法及见习要求，在带教教师的指导下，对患者进行护理评估，询问患者的健康史，进行护理体检。

【见习报告】

各见习小组组内讨论患者的病情，对收集的患者资料进行分析和整理，提出护理问题和护理计划要点，写成见习报告，任课教师批阅。

以上教学方法仅供参考。各学校可根据本地的实际情况及实践条件进行选择和调整，积极创造条件，保证实训教学任务的完成和教学目标的达成。

（李大权）

# 实训一 传染病区护理管理和隔离消毒

【目的】

1. 熟悉传染病院或传染科的布局和管理要求，正确区分传染病院内医疗科室或传染科的清洁区、污染区及半污染区。

2. 理解隔离、消毒的概念，掌握隔离消毒技术。

【见习内容】

1. 参观病房，将传染病院内医疗科室或传染科按清洁区、污染区及半污染区进行区域划分。

2. 练习隔离技术 包括口罩的使用、手的消毒、隔离衣的穿脱。

3. 配置常用消毒液

（1）1%含氯石灰澄清液的配置：秤取含25%有效氯的含氯石灰10g放入小烧杯中加水少许调成糊状，再倒入容器中，并将烧杯内含氯石灰全部洗下一并倒入，然后加清水至1000ml搅拌均匀后即成1%含氯石灰液，静置一夜后取澄清液使用。

（2）0.5%过氧乙酸的配置：取冰醋酸30g加入96%硫酸0.9%混匀，再加3%过氧化氢溶液50g不断搅拌后静置过夜即配成5%过氧乙酸，使用时稀释成0.5%浓度。

（3）强烈消毒液（84消毒液）的稀释法：临床上一般使用0.2%～0.5%的稀释液进行消毒。市售强力消毒液5ml倒入容器中，加清水1000ml即成0.5%强力消毒液。

【见习报告】

分组讨论，带教老师进行讲评、总结，完成一份见习报告。

（杨大宇）

# 实训二 病毒性肝炎护理实训

【目的要求】

1. 能运用护理程序正确收集病毒性肝炎患者的流行病学资料、临床资料和实验室检查资料，作出护理诊断，并制定出护理措施。

2. 具有对病毒性肝炎患者及家属进行健康教育的能力，并表现出良好的职业素质。

【实训内容】

1. 病毒性肝炎患者病史询问、护理体检、查阅实验室检查资料。

2. 作出护理诊断、制定护理措施。

【实训方法】

1. 病例分析。

2. 分组讨论。

3. 模拟病房实训。

【实训步骤】

步骤一：演示病例，提出任务

男性，23岁，全身乏力、恶心、食欲减退，右上腹痛6天，近3天来发现尿如浓茶色而入院。体检：体温36.5℃，一般情况好，皮肤、巩膜黄染，心肺（-），肝肋下2cm，脾侧位肋下刚及。实验室资料：血红蛋白130g/L，WBC5.2×$10^9$/L，中性粒细胞0.48，淋巴细胞0.52，血清总胆红素124.8umol/L，ALT480U/L，抗-HAVIgM（-），HBsAg（+），HBeAg（+），HBV-DNA（+）。初步诊断为急性乙型病毒性肝炎。

1. 提出任务：运用整体化护理程序对该患者进行护理。

2. 项目任务分析：

（1）病毒性肝炎患者的护理评估（任务一）—护理问题（任务二）—护理计划（任务三）。

（2）病毒性肝炎患者的健康教育（任务四）。

步骤二：（任务一）：对肝炎患者进行护理评估。

1. 学生结合病例讨论该患者护理评估要点。

2. 老师归纳总结补充病毒性肝炎的护理评估要点。

★ 支撑知识：病毒性肝炎的流行病学资料，临床表现，实验室及其他辅助检查。

3. 实训护士分组，由一人扮演患者，模拟对肝炎患者的护理评估。

步骤三：（任务二）：提出该病例所示患者的护理问题。

1. 学生讨论。

2. 老师总结。

步骤四：（任务三）：针对该患者制订护理计划。

★ 学生分3组讨论。

1. 该患者的观察重点。

2. 该患者的一般护理要点。

3. 该患者的药物护理。

★ 分组讨论后，每组派代表讲述要点，其他组补充，老师归纳。

★支撑知识：病毒性肝炎的治疗要点和护理措施。

4. 模拟病房实训：对病毒性肝炎患者进行隔离。

★支撑知识：病毒性肝炎流行病学知识。

步骤五：演示病例：以上病例经过治疗，黄疸消失，食欲好转，无乏力、恶心，血清总胆红素、转氨酶降至正常。HBsAg（+），HBeAg（-），HBV-DNA（-）。准予出院。

（任务四）：请予以出院健康教育。

1. 让学生说出可采取哪些措施预防病毒性肝炎。

2. 老师根据病毒性肝炎的流行特点总结补充病毒性肝炎的预防宣传教育措施。

3. 角色扮演：学生模拟对患者及家属进行出院前健康教育。

4. 老师总结点评。

★支撑知识：病毒性肝炎的流行特点，预防措施。

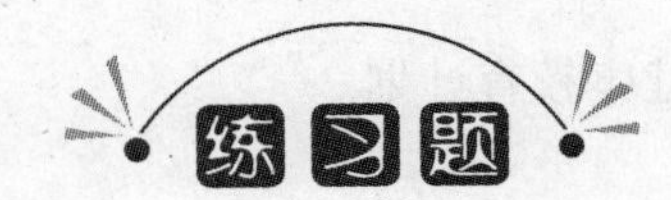

1. 学生分组模拟练习对病毒性肝炎患者的护理评估，制订护理计划，提出护理措施。

2. 学生分组模拟练习对病毒性肝炎患者的出院健康教育。

（柴玉艳）

## 实训三 获得性免疫缺陷综合征健康教育

**【目的】**

1. 熟悉住院患者健康教育的主要内容。

2. 掌握住院患者健康教育的方法步骤。

3. 能够对艾滋病患者及其家属进行健康教育。

**【病案设计】**

某男，45岁，工人，因发热、乏力、消瘦3个月于2009年5月8日入院。

患者近3个月来无明显诱因出现发热，体温不超过38℃，伴有全身乏力、肌肉酸痛、夜间盗汗、食欲减退、消瘦等症状，近2个月出现顽固性腹泻，每日近10次稀便，体重明显下降达10kg。

患者平素体健，无慢性病史，2年前有不洁性交史，无输血手术史，家有1妻1女，均体健。

查体：体温37.8℃，脉搏90次/min，呼吸20次/min，血压120/85mmHg（16.0/11.3kPa）。两侧颌下、腋下及腹股沟淋巴结均增大，无压痛，能活动。口腔黏膜多处溃疡，心肺听诊无异常，腹部平软，肝脾刚可触及，质软。

实验室检查：血白细胞$3.5 \times 10^9$/L，血清抗-HIV（+）。

临床诊断：艾滋病（艾滋病期）

【病案分析】

问题：

1. 对该患者及其家属的健康教育包括哪些步骤？（评估、计划、实施、评价等）

2. 对该患者及其家属的入院健康教育主要有哪些内容？（评估什么，重点做哪些介绍和指导）

3. 对该患者及其家属的住院健康教育主要有哪些内容？（目标是什么，重点做哪些知识传播和技能指导）

4. 对该患者及其家属的出院健康教育主要有哪些内容？（目标是什么，重点做哪些知识传播和技能指导）

【实习报告】

写出对该患者及其家属的健康教育计划。

（张花荣）

# 《传染病护理》教学大纲

（供中职护理、口腔护理、涉外护理、社区护理、助产专业使用）

## 一、课程任务

《传染病护理》是中等卫生职业教育护理专业一门重要的专业课程，其主要内容包括传染病的特征、预防、常见病、多发病患者的护理等。本课程的任务是使学生掌握传染病护理的基本理论、基本知识和基本技能，具有良好的职业素养、工作态度，把“以人的健康为中心”的护理理念贯穿到传染病常见病、多发病患者的护理之中，为服务对象提供减轻痛苦、促进康复、预防疾病、保持健康的服务。

## 二、课程目标

1. 掌握传染病的预防、常见传染病患者的护理评估、护理措施及健康教育的主要内容。

2. 熟悉传染病的护理问题，了解其病因、发病机制，加深对常见传染病患者护理评估与护理措施的理解和记忆。

3. 熟悉传染病常见急危重症患者的抢救原则，能在教师指导下，对急危重症患者进行初步应急处理和抢救配合。

4. 具有对传染病常见病患者实施整体护理的能力。

5. 具有对传染病常见病患者的病情变化、心理变化和治疗反应进行观察和初步分析及处理的能力，并能正确书写传染病护理记录。

6. 具有配合医生实施传染病常用诊疗技术操作的能力。

7. 具有向个体、家庭、社区提供保健服务、预防传染性疾病和开展健康教育的能力。

8. 培养良好的职业素质，在传染病护理实践中关心、爱护、尊重患者，具有团队意识及协作精神。

## 三、教学时间分配

| 教学内容 | 学时 | | |
|---|---|---|---|
| | 理论 | 实践 | 合计 |
| 一、绪论 | 1 | 0 | 1 |
| 二、概论 | 3 | 2 | 5 |
| 三、流行性感冒患者的护理 | 2 | 0 | 2 |

续表

| 教学内容 | 学时 | | |
|---|---|---|---|
| | 理论 | 实践 | 合计 |
| 四、肝炎患者的护理 | 3 | 2 | 5 |
| 五、流行性乙型脑炎患者的护理 | 2 | 0 | 2 |
| 六、获得性免疫缺陷综合征患者的护理 | 3 | 2 | 5 |
| 七、细菌性痢疾患者的护理 | 2 | 0 | 2 |
| *八、流行性出血热患者的护理 | 2 | 0 | 2 |
| 九、狂犬病患者的护理 | 2 | 0 | 2 |
| 十、伤寒患者的护理 | 2 | 0 | 2 |
| 十一、霍乱患者的护理 | 2 | 0 | 2 |
| 十二、流行性脑脊髓膜炎患者的护理 | 2 | 0 | 2 |
| *十三、钩端螺旋体病患者的护理 | 2 | 0 | 2 |
| *十四、疟疾患者的护理 | 2 | 0 | 2 |
| *十五、阿米巴病患者的护理 | 2 | 0 | 2 |
| *十六、血吸虫病患者的护理 | 2 | 0 | 2 |
| *十七、人禽流感患者的护理 | 2 | 0 | 2 |
| *十八、传染性非典型肺炎患者的护理 | 2 | 0 | 2 |
| *十九、医院感染患者的护理 | 2 | 0 | 2 |
| 机动 | 2 | 0 | 2 |
| 合计 | 42 | 6 | 48 |

带*内容为选学内容。

## 四、教学内容和要求

| 单元 | 教学内容 | 教学要求 | 教学活动参与 | 参考学时 | |
|---|---|---|---|---|---|
| | | | | 理论 | 实践 |
| （一）绪论 | （一）传染病护理的内容和结构<br>（二）传染病护理的学习目的与方法<br>（三）传染病护理的发展趋势 | 熟悉<br>熟悉<br>了解 | 理论讲授<br>多媒体演示 | 1 | |
| （二）概述 | 1. 感染的概念及感染过程的表现<br>2. 感染过程中病原体的作用及致病机制<br>3. 感染过程中人体的反应性<br>4. 传染病的基本特征及临床特点<br>5. 传染病的流行过程及影响因素<br>6. 传染病的预防<br>7. 传染病的诊断及治疗原则 | 掌握<br>熟悉<br>熟悉<br>掌握<br>掌握<br>掌握<br>熟悉 | | 3 | 2 |
| （三）流行性感冒患者的护理 | 1. 疾病概要<br>2. 护理评估<br>3. 护理问题<br>4. 护理措施<br>5. 健康指导 | 了解<br>掌握<br>熟悉<br>掌握<br>掌握 | | 2 | |

续表

| 单元 | 教学内容 | 教学要求 | 教学活动参与 | 参考学时 | |
|---|---|---|---|---|---|
| | | | | 理论 | 实践 |
| (四)肝炎患者的护理 | 1. 疾病概要<br>2. 护理评估<br>3. 护理问题<br>4. 护理措施<br>5. 健康指导 | 了解<br>掌握<br>熟悉<br>掌握<br>掌握 | | 3 | 2 |
| (五)流行性乙型脑炎患者的护理 | 1. 疾病概要<br>2. 护理评估<br>3. 护理问题<br>4. 护理措施<br>5. 健康指导 | 了解<br>掌握<br>熟悉<br>掌握<br>掌握 | | 2 | |
| (六)获得性免疫缺陷综合征患者的护理 | 1. 疾病概要<br>2. 护理评估<br>3. 护理问题<br>4. 护理措施<br>5. 健康指导 | 了解<br>掌握<br>熟悉<br>掌握<br>掌握 | | 3 | 2 |
| (七)细菌性痢疾患者的护理 | 1. 疾病概要<br>2. 护理评估<br>3. 护理问题<br>4. 护理措施<br>5. 健康指导 | 了解<br>掌握<br>熟悉<br>掌握<br>掌握 | | 2 | |
| *(八)流行性出血热患者的护理 | 1. 疾病概要<br>2. 护理评估<br>3. 护理问题<br>4. 护理措施<br>5. 健康指导 | 了解<br>掌握<br>熟悉<br>掌握<br>掌握 | | 2 | |
| (九)狂犬病患者的护理 | 1. 疾病概要<br>2. 护理评估<br>3. 护理问题<br>4. 护理措施<br>5. 健康指导 | 了解<br>掌握<br>熟悉<br>掌握<br>掌握 | | 2 | |
| (十)伤寒患者的护理 | 1. 疾病概要<br>2. 护理评估<br>3. 护理问题<br>4. 护理措施<br>5. 健康指导 | 了解<br>掌握<br>熟悉<br>掌握<br>掌握 | | 2 | |
| (十一)霍乱患者的护理 | 1. 疾病概要<br>2. 护理评估<br>3. 护理问题<br>4. 护理措施<br>5. 健康指导 | 了解<br>掌握<br>熟悉<br>掌握<br>掌握 | | 2 | |
| (十二)流行性脑脊髓膜炎患者的护理 | 1. 疾病概要<br>2. 护理评估<br>3. 护理问题<br>4. 护理措施<br>5. 健康指导 | 了解<br>掌握<br>熟悉<br>掌握<br>掌握 | | 2 | |
| *(十三)钩端螺旋体病患者的护理 | 1. 疾病概要<br>2. 护理评估<br>3. 护理问题<br>4. 护理措施<br>5. 健康指导 | 了解<br>掌握<br>熟悉<br>掌握<br>掌握 | | 2 | |

续表

| 单元 | 教学内容 | 教学要求 | 教学活动参与 | 参考学时 | |
|---|---|---|---|---|---|
| | | | | 理论 | 实践 |
| *（十四）疟疾患者的护理 | 1. 疾病概要<br>2. 护理评估<br>3. 护理问题<br>4. 护理措施<br>5. 健康指导 | 了解<br>掌握<br>熟悉<br>掌握<br>掌握 | | 2 | |
| *（十五）阿米巴病患者的护理 | 1. 疾病概要<br>2. 护理评估<br>3. 护理问题<br>4. 护理措施<br>5. 健康指导 | 了解<br>掌握<br>熟悉<br>掌握<br>掌握 | | 2 | |
| *（十六）血吸虫病患者的护理 | 1. 疾病概要<br>2. 护理评估<br>3. 护理问题<br>4. 护理措施<br>5. 健康指导 | 了解<br>掌握<br>熟悉<br>掌握<br>掌握 | | 2 | |
| *（十七）人禽流感患者的护理 | 1. 疾病概要<br>2. 护理评估<br>3. 护理问题<br>4. 护理措施<br>5. 健康指导 | 了解<br>掌握<br>熟悉<br>掌握<br>掌握 | | 2 | |
| *（十八）传染性非典型肺炎患者的护理 | 1. 疾病概要<br>2. 护理评估<br>3. 护理问题<br>4. 护理措施<br>5. 健康指导 | 了解<br>掌握<br>熟悉<br>掌握<br>掌握 | | 2 | |
| *（十九）医院感染患者的护理 | 1. 疾病概要<br>2. 护理评估<br>3. 护理问题<br>4. 护理措施<br>5. 健康指导 | 了解<br>掌握<br>熟悉<br>掌握<br>掌握 | | 2 | |
| 实践 | 实践1：传染病区护理管理和隔离消毒<br>实践2：病毒性肝炎的护理实训<br>实践3：获得性免疫缺陷综合症健康教育 | 掌握<br>掌握<br>掌握 | | 2<br>2<br>2 | |
| 机动 | | | | 2 | 2 |

## 五、大纲说明

（一）使用对象与参考学时

本教学大纲主要供中等卫生职业教育护理专业、助产专业教学使用，总学时为48学时，其中理论教学40学时，实践教学6学时，机动2学时。带*内容为选学内容。

（二）教学要求

1. 本课程对理论部分教学要求分为掌握、熟悉、了解3个层次。掌握：指对基本知识、基本理论有较深刻的认识，并能综合、灵活地运用所学的知识解决实际问题。熟悉：指能够领会概念、原理的基本含义，解释护理现象。了解：指对基本知识、基本理论能有一定的认识，加深对传染病常见病患者护理评估与护理措施的理解和记忆。

2. 本课程重点是传染病的预防、常见传染病患者的护理评估、护理措施及健康指导，突出执业考试的教学内容。

（三）教学建议

1. 理论教学应注重联系实际，力争做到学习与岗位“零距离”接触，积极采用多媒体演示、讨论、情境教学等多种教学方法，结合护士执考要点，设计“师生互动、生生互动”内容，启迪学生思维，培养其分析、解决临床实际问题的能力和护士执考能力。

2. 实践教学中案例分析式的情景教学以学生角色扮演为主，临床见习主要是熟悉工作环境和工作流程等。

3. 教学过程中，体现“实用为本，够用为度”的原则。可通过知识链接、考点提示、直通护考、练习题等形式，以唤起学生的问题意识以及对护士执业资格考试的关注。教师要研究、解析考点和可能的题型，提高护士执业资格考试通过率。

（李大权）

# 参考答案

**第二章**

1. C　2. D　3. B　4. E

**第三章**

1. B　2. D　3. C　4. C

**第四章**

1. B　2. E　3. E　4. D

**第五章**

1. A　2. D　3. A　4. A　5. D

**第六章**

1. E　2. B　3. E　4. C　5. D　6. D

**第七章**

1. D　2. A　3. D

**第八章**

1. B　2. D　3. E

**第九章**

1. D　2. B　3. A　4. D　5. E

**第十章**

1. C　2. E　3. A　4. E　5. B

**第十一章**

1. B　2. B　3. A　4. D　5. D

**第十二章**

1. A　2. B　3. A　4. E　5. E　6. C　7. C

**第十三章**

1. A　2. E　3. A

**第十四章**

1. D　2. E　3. A　4. E

**第十五章**

1. A　2. C　3. C　4. E　5. D　6. A

**第十六章**

1. B　2. B　3. D　4. C

**第十七章**

1. A　2. E　3. E

**第十八章**

1. D　2. A　3. C　4. A　5. E

**第十九章**

1. E　2. E　3. E　4. A

# 参考文献


[1] 杨绍基，任红．传染病学．7版．北京：人民卫生出版社，2008

[2] 陆再英，钟南山．内科学．7版．北京：人民卫生出版社，2009

[3] 尤黎明，吴瑛．内科护理学．4版．北京：人民卫生出版社，2008

[4] 金中杰，林梅英．内科护理．2版．北京：人民卫生出版社，2008

[5] 张来平．内科护理学．西安：第四军医大学出版社，2011